民族医药抢救性发掘整理

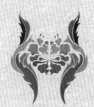

傈僳族

医药简介

杨玉琪　贺铮铮　主编

U0320411

中医古籍出版社

图书在版编目（ＣＩＰ）数据

傈僳族医药简介/杨玉琪，贺铮铮主编. —北京：中医古籍出版社，2014.6
（民族医药抢救性发掘整理）
ISBN 978-7-5152-0551-9

Ⅰ．①傈… Ⅱ．①杨… ②贺… Ⅲ．①傈僳族—民族医学 Ⅳ．①R295.6

中国版本图书馆CIP数据核字(2014)第011297号

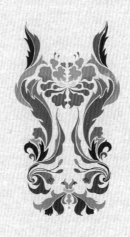

民族医药抢救性发掘整理

傈僳族医药简介
————————————————————

杨玉琪　　贺铮铮　主编

责任编辑　孙志波
装帧设计　韩博玥　张雅娣
出版发行　中医古籍出版社
社　　址　北京东直门内南小街16号（100700）
印　　刷　廊坊市三友印务装订有限公司
开　　本　710×1000　1/16
印　　张　11
字　　数　143千字　彩插26幅
版　　次　2014年6月第1版　2014年6月第1次印刷
印　　数　0001～2000册
书　　号　ISBN 978-7-5152-0551-9
定　　价　32.00元

序

　　满族、鄂温克族、布朗族、怒族、傈僳族、佤族、德昂族、阿昌族、哈尼族、仫佬族等10个少数民族传统医药的发掘整理是国家"十一五"科技支撑计划资助项目"民族医药发展关键技术示范研究"课题，也是一项民族医药抢救性发掘整理任务。这项工作，在中国中医药科技开发交流中心的组织指导下和有关民族地区一批专家的努力发掘下，从2008年启动到2011年结题，历时3年终于完成，取得了丰硕的成果。不仅推动了当地的民族医药工作，而且编著出版了这套《民族医药抢救发掘整理丛书》，使无形的文化遗产变成了有形的文本记录。这是我国民族医药事业发展建设的一项重要成果，为我国传统医药非物质文化遗产保存、保护了一份可贵资料。

　　民族文化是民族医药之母。上述10个民族中有8个民族信仰萨满教或原始宗教即自然崇拜、多神崇拜和祖先崇拜，有两个民族信仰南传佛教。他们的宗教信仰影响了他们的世界观、生命观和疾病观，以致传统医药中保留了不少"医巫不分""医巫一体""鬼神作祟""神药两解"的成分或痕迹。这一点，最容易引起现代科学者的反感；有人甚至攻其一点，不及其余，对民族医药采取完全否定的态度。但这正是民族文化难以回避的问题。因为，一方面，任何传统医药都有医巫不分的童年；另一方面，"神药两解"在不断的医疗实践中有了变化，也有了新意，已不是一般的望文生义所能理解和愿意理解的。《黄帝内经》云："拘于鬼神者，不可与言至德。"（见"五脏别论篇"）春秋时代的名医扁鹊说："故病有六不治。骄恣不论于理，一不治也；轻身重财，二不治也；衣食不能适，三不治也；阴阳并，脏气不定，四不治也；形羸不能服药，五不治也；信巫不信医，六不治也。"这第六个不治，与《黄帝内经》"不可与言至德"内外呼应，成为中医脱离"医巫不分"的有力证明。但许多民族医药还没有达到这个程度。纵然如此，民族医药仍不失为伟大医药宝库的重要组成部分。西方无数的政治家、科学家都是有神论者，他们相信上帝、相信真主，经常遇事祷告，按着圣经宣誓，人们习以为常，不以为奇，而唯独中国的一部分科学工作者和管理工作者，高举科学主义的大旗，对民族医药责难有加，苛求无尽，不欲其生。在长期处于发展中的中国，在认知文化多样性的今天，这种狭隘的"科学观"实在令人费解。

从总体上看，《民族医药抢救发掘整理丛书》对每个民族医药的记述包括四个部分：一是本民族的基本情况、文化背景、民间习俗；二是养生观念、起居饮食、病因病原、诊断治疗等传统医药知识；三是草药资源和草药应用；四是医药历史和医林人物。其发掘整理的深度并不一致。有的如满医药、佤医药、哈尼医药过去已有人收集整理，出版过书籍。不过这一次做得更加全面更加系统。《民族医药抢救发掘整理丛书》对民族医药的诊疗、方药的收集最为着力，但正如《阿昌族医药》的编著者所言："这些治疗方法与用药经验以"碎片"的形式高度分散在各个阿昌医的头脑里，以本民族语言流传于民间。"其他民族医药也是大抵如此。特别是时至今日未发掘整理某些民族医药，其丢失衰败的程度已相当不堪。要完整地收拾这一片"原生态"的领域，事实上已经不可能了。身怀绝技的民族民间医生，已如凤毛麟角。所以这一批抢救得来的10种民族医药资料，就显得尤其珍贵。

从20世纪80年代以来，中国进入解放思想、改革开放的新时期。1984年，卫生部和国家民委在呼和浩特市召开了第一届全国民族医药工作会议，提出了继承发展民族医药的全面规划和整理发掘民族医药的具体任务。近30年来，发掘整理基本上接近完成，还有20个少数民族的传统医药尚待发掘，他们主要是人口较少民族。数量虽少，但任务艰巨。因为他们都在边远贫困地区，居住分散，交通不便。但作为兄弟民族的传统文化，乃千百年来群众的创造与积累，源自乡村野老，长于草根之间，我们必须同等对待，同样珍惜。陶弘景曰："或田舍试验之法，或殊域异识之士，如藕皮散血起自庖人，牵牛逐水近出野老；饼店蒜齑，乃是下蛇之药；路边地松，而为金疮所秘。此盖天地间物类，莫不为天地间用。"也正如赵学敏《串雅·自序》所言："谁谓小道不有可观者欤！"因此，面对人口较少民族的民族医药，无论其发掘整理存在多大困难，我希望通过总体安排，精心组织，再来一次抢救性发掘整理，把课补完，以全面完成这项历史任务。

是为序。

国家中医药管理局原副局长

中国民族医药学会名誉会长

诸国本

2012年9月9日

前　言

民族医药是我国少数民族的传统医药，是我国传统医药学的重要组成部分，有着自己独特的医疗特色，也是民族文化的重要内容之一。建国以来，党和政府非常重视民族医药工作，制订了一系列方针政策，扶持发展民族医药，使我国民族医药在发掘整理、推广应用、传承发展等方面取得了很大的成就。

为了进一步加快民族医药的发展，解决影响民族医药发展中的关键技术问题，为民族医药发展提供科技支撑，科技部于2007年启动了国家"十一五"科技支撑计划项目"民族医药发展关键技术示范研究"。"10个尚未发掘整理的民族医药抢救性研究"属于上述项目研究的一个课题，课题编号为2007BAI48B10。研究目标为对于尚未开展发掘整理的傈僳族、布朗族、德昂族、怒族、阿昌族、哈尼族、仫佬族、鄂温克族、满族、佤族等10个民族医药进行抢救性发掘整理；针对我国各民族医药目前处于不同的发展阶段的现状，开展系统的调查研究，形成民族医药发展研究报告，提出民族医药发展对策建议。

"傈僳族医药的抢救性发掘整理研究"是"10个尚未发掘整理的民族医药抢救性研究"的子课题之一，子课题编号为2007BAI48B10-01。研究目标为对尚未开展发掘整理的傈僳族医药进行抢救性发掘整理，编撰傈僳族医药简介，对傈僳族医药进行原汁原味的保留、保护，为今后开展傈僳族医药的深入研究提供科技支撑。这也是国家层面首次组织医药专业技术人员对傈僳族医药进行规范性挖掘整理研究。

云南省中医中药研究院为"傈僳族医药的抢救性发掘整理研究"子课题的承担单位。2008年以来，在国家、省、州、县、乡等相关机构和人员的指导和协助下，课题组成员多次深入傈僳族聚居地区，从傈僳族自治州、傈僳族自治县、傈僳族乡到散居傈僳族村寨和其他州市县乡傈僳族村寨，广范围、多层次对尚未开展发掘整理的傈僳族医药进行抢救性发掘整理，灵活运用专题座谈、人物访谈、实地调查、问卷调查、表格调查等研究方法，进行了实地调研，行程三万余里，实地走访了百余人次，走访了多个傈僳族民间医，对十余位傈僳族民间医代表人物进行了专访，首次较为全面地对傈僳族民间的诊疗经验进行收集整理。实地调查到了傈僳族常用药材60余种，收集了多种傈僳族医药常用单方验方。在公开出版物中收集到傈僳族药物种类225个。进行了傈僳族医药发展历史沿革，常用的医技医法，对于疾病的防治与养生保健的认识，常用的药物和单方、验方、秘方以及文献资料等的发掘整理研究。

通过3年多的抢救性发掘整理工作和研究，初步揭示了傈僳族医药的现状和了解了傈僳族医药近代的演变过程，基本证实了傈僳族历史上确有本民族医药存在。现在的傈僳族聚居地区，每个村寨一般有1～2名会本民族医药的民间医，在当地居民的疾病防治、健康保健中发挥着一定的作用。历史上傈僳族的行医人员均为"神药两用"及务农"兼业"人员，没有专职医药人员。所保留下来的传统医药，涉及了内、外、妇、儿、皮肤、五官等科。傈僳族民间医生诊断疾病多用看、触、叩、听、嗅等方法，常用捏、按、压、挤以及刮痧、针刺、割治、拔火罐、火灸等手法减缓病情，治疗疾病。傈僳族传统治疗方法主要有煎服法、洗滴法、割治法、口吸法、箭穿法、旋转法等。用药就地取材，多用草本、木本植物的根、茎、叶、花、果或全草以及动物药入药，特色是主要以新鲜药物为主药，配方药剂多以煮服，间有用酒、水送服。用药具有单味多、复方少的特点，一般分为内服和外用两种。外用法主要有洗、泡、敷患处等。医术简练实用，易在民间推行。

傈僳族是云南特有的人口分布较广少数民族之一，客观存在着具有本民族特点的医药，是我国民族医药的重要组成部分。目前处于抢救发掘整理的起始阶段，非常有必要继续进行系统的抢救性研究。傈僳族医药的现状是有本民族的民间医、有本民族的特色诊疗方法和药材、对一些疾病有治疗效果，切切实实地发挥着作用，我们必须承认并尊重它的医疗作用和学术价值。傈僳族医药具有深度研究开发的意义。由于傈僳族医药同样具家传性、保守性、单传性、口传性、散在性、非系统性、非理论性、有民族语言而无民族文字和文字资料较少等特点，对傈僳族医药现状的调研成为发掘整理的主要方法，应采用更加科学规范的方法进行追踪研究。

本课题的顺利实施，为今后继续开展傈僳族医药的抢救性发掘整理和深入研究提供了坚实的基础和依据，也使我们进一步认识到对傈僳族医药继续抢救发掘整理的必要性和迫切性。

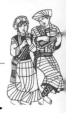

目　录

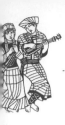

第一章　傈僳族基本情况

　　傈僳族是我国民族大家庭中一个古老的成员，也是云南世居民族之一；发源于青康藏高原北部，是中国、缅甸、印度和泰国的一个跨国性质的少数民族，主要分布中心在中国原来的西康省（现今云南省、四川省、西藏之间的州县）和古代云南腾越州的坎底地区、江心坡地区（现今缅北克钦邦的葡萄县）。据汉文史籍记载，傈僳族早在公元8世纪以前就居住于四川的雅砻江和川滇交界的金沙江西岸的广大地区，以后又逐渐由东向滇西北迁徙，形成了今天大都聚居于怒江、澜沧江、金沙江三江流域的地理分布状况。

第一节　傈僳族渊源与历史变迁

一、傈僳族渊源

　　傈僳族是一个历史悠久的民族，源于氐羌部落，属于蒙古人种南亚类型，并与彝族有着渊源关系。其族名称最早见于唐代著述。唐代史籍称"栗粟两姓蛮，雷蛮，梦蛮……皆乌蛮白蛮之种族"或"栗蛮"及"施蛮""顺蛮"，均属"乌蛮"，分布在今川、滇雅砻江、金沙江、澜沧江两岸等广阔地带。

　　据考证，其历史可追溯到战国时期（当时属氐羌部落），1～3世

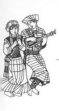

纪秦汉时期为"叟""濮"族，唐朝时期为"乌蛮"部落的一支，到8世纪始称"栗粟"（即僳僳族）。

二、僳僳族历史变迁

僳僳族在历史上的发展可分为三个不同时期：远古时期、古代时期和近现代时期。远古时期——唐以前：据考古学家考证，僳僳族先民活动的地方已出土了大量的新石器时代遗址，证明是早期人类活动频繁的遗址。另外，在古代僳僳族的长歌大调及传说中，也可以看出僳僳族先民活动的场景，显现出早期僳僳族先民"构木为巢""茹毛饮血"的痕迹。据唐樊绰的《蛮书》卷四"名类"载："栗粟两姓蛮，雷蛮、梦蛮，皆在邛部台登城东西散居……"邛部，在今四川凉山彝族自治州西昌一带。僳僳族以一个独立部落的面貌，第一次在中华史书中出现。古代时期——宋、元时期：8～13世纪期间，即宋、元两个朝代，文献史籍上记载僳僳先民活动的比较少，仅在元末的《元一统志·丽江风俗》载有"丽江路，蛮有八种：曰麽些……曰卢（栗粟）……参错而居"等寥寥数语。近现代时期——明、清时期至中华人民共和国成立前：在僳僳族的民族发展史中，一般把13～20世纪初叫做近现代时期，也可以称作"明清时期"。元末明初，僳僳族先民经过不断的融合发展，逐渐形成了民族共同体，从彝族支部集团中分离出来，形成了独立的、单一的民族群体——僳僳族，也是现代意义上的僳僳族民族共同体。

明代，僳僳族以狩猎、采集为主，以兽皮作纳税，处于受官家剥削的社会地位。由于木氏土司的残酷压迫，僳僳族人民在头人刮木必的率领下，渡过澜沧江，翻过碧罗雪山，迁到怒江地区。这也是僳僳族历史上第一次大迁徙，也是最早进入怒江的僳僳族。

清代，统治者的压迫导致栗粟民众起义，再次引起第二次栗粟人西迁的高潮。最突出的一次是嘉庆年间的栗粟人起义。关于这次起义，《滇系事略》中有这样的记载："嘉庆四年(1799)己未，八月癸亥，维西栗粟藤鲜蟀纠众作乱，总督琅公驻剑川，集兵剿之，愈年始授首，余从就抚。"其中，恒乍绷(即藤鲜蟀)与刮木必一样，也是傈僳族历史上对其民族发展产生重要影响的人物，但与后者具有更多的传说成分相比，恒乍绷则更为真实。恒乍绷领导的傈僳族与纳西族联合反抗康普土司的压迫剥削，遭清王朝的残酷镇压，被迫更名换姓迁往四川省的米易、德昌县定居。据《清职贡图》载："傈僳，散居姚安、大理、永昌、丽江四府。其居六库(今云南泸水境内) 山者……；其居赤石崖(今云南宾川北部)，金沙江边与永北(今云南永胜) 连界者，迁徙无常……"但总体说来，傈僳族在这一时期主要分为两部分：一是维西栗粟，自唐代以来维西成为栗粟分布的核心区域；二是怒江栗粟，即后迁到怒江流域福贡、碧江地区的栗粟。19世纪20年代，清朝在靠近内地傈僳族分布的丽江、永胜、华坪等地，实行"改土归流"。一些世袭的纳西族和白族土司为流官所取代。到了清代后期，经过几次大规模的迁徙，栗粟人口及经济、文化重心西移至澜沧江以西的怒江流域。

民国时期，傈僳族分布地域比较以往有扩展迹象，并且其迁徙也出现了新特点：一是从藏彝走廊西部边缘中段向北段推进，二是向缅甸推进。出境到缅甸的傈僳族起初居住在离中国较近的腊驮、施腊当、腊嘎等地，后来逐渐向纵深迁移，前后迁至老骂、扑加、吉列等地。

1908年，云贵总督府及丽江府派阿墩子(德钦)弹压委员夏瑚巡视怒俅两江，夏瑚委任怒管及俅管袁裕才等分别管理怒江及俅江(独龙江)事务，并下令取缔过去康普、叶枝、察瓦龙等地土司对傈僳族、独龙族的苛派。1911年，英国殖民主义者侵占中国领土片马、鱼洞、岗房等地。辛亥革命后，云南军都督府都督蔡锷任命西防国民军总司令兼第一师师长李根源组成3个殖边队进驻怒江地区，从而阻止了英国殖民势力向怒江的窥伺。此后，云南地方政府分别在怒江地区建立了知

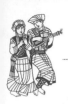
子罗(碧江)、上帕(福贡)、菖蒲桶(贡山)、泸水等4个行政委员公署，1928年以后分别改为设治局，并在独龙江的茂当设立公安分局，管理独龙江事务。

清末民初至解放前夕，傈僳族人民进行了数百次反对封建统治及反对西方帝国主义侵略，保卫祖国边疆的武装斗争，逐步向西迁徙，形成了今天的"大分散，小聚居"的居住格局。1908年，福贡腊乌傈僳族人民处死以"探险"为名进行侵略活动的德国人布伦胡拍和他的协同者。有名的"片马事件"就发生在怒江州的泸水县。1911年英国侵略军占领了缅甸以后妄图吞并我国片马、古浪和岗房，傈僳族人民为保卫祖国领土的完整，用弓弩、刀箭进行了殊死的斗争。现在在高黎贡山上树起了"片马人民抗英胜利纪念碑"，这是傈僳族人民的骄傲，也是对殉难烈士的悼念。抗日战争中，傈僳族人民利用地形，用尖刀、毒箭、竹签、陷阱、滚木等手段打击侵略者，斩断日寇伸进怒江的铁蹄，日寇始终未能渡过怒江。1937年，福贡杜甲的傈僳族人民又愤然掀起对美帝国主义占领田园修教堂的斗争，赶走了帝国主义分子，烧毁了教堂。1934年到1943年间，傈僳族人民在云南中共工作委员会的领导下，展开了反对日本帝国主义的斗争，不断开展对国民党、设治局和土司地主的斗争，一直坚持到1949年年底获得解放。

三、中、缅、泰傈僳族跨国境分布格局的形成

傈僳族还是跨境而居的民族。清代后期，经过几次大规模的迁徙，傈僳族人口及经济、文化重心西移至澜沧江以西的怒江流域，这也为其随后继续前行，最终进入缅甸、泰国，形成跨国分布的格局奠定了基础。

傈僳族什么时候进入缅甸，史书没有明确记载。傈僳族大规模迁入缅甸大概是在清朝傈僳族几次起义遭到清政府残酷镇压后及新中国成立以来的20世纪五六十年代。迁徙路线主要有两条：一是由怒江流

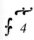

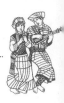

域出发，翻越高黎贡山，经片马、腾冲等地进入缅甸；一是由澜沧江流域出发，经耿马、永德和镇康等地进入缅甸。

在缅甸，傈僳族主要分布于缅北高原的克钦邦及迈立开江、伊洛瓦底江流域的葡萄地区至八莫一带，并散居在萨尔温江流域的掸邦高原等地。

泰国的傈僳族都是从缅甸迁徙过去的，时间大概在1921年前后。

傈僳族在漫长的时间里不断迁徙，从雅砻江和金沙江流域迁徙到澜沧江流域，再辗转到怒江流域，最后形成了中缅泰跨国境分布的民族分布格局。

中华人民共和国成立后，在党和政府的正确领导下，傈僳族居住的地区与其他地区一样，发生了翻天覆地的变化，相继进入社会主义建设阶段，广大人民群众当家做主。在党的民族政策的正确指导下，先后在傈僳族人口比较集中的地方成立了自治州、自治县及民族乡，傈僳族政治、经济、文化得到迅速发展。特别是改革开放后，傈僳族人民的生活水平得到了极大提高，社会、经济、文化等各方面建设事业取得了巨大成就。今天，在党和国家的正确领导下，傈僳族沿着社会主义光明大道，朝气蓬勃，昂首迈进新世纪。

总体来看，傈僳族是一个历史悠久的民族，其历史可追溯到战国时期。傈僳族从族群出现直至发展为今天单一的民族，经历了漫长的时期和纷繁的历史变迁。

第二节　傈僳族的人口分布

根据2010年第六次全国人口普查统计，中国傈僳族人口近80万，云南省傈僳族人口733108人，其中男370500人，女362608人。在云南境内，傈僳族主要聚居在怒江傈僳族自治州和迪庆藏族自治州的维西

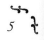

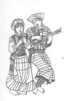

傈僳族自治县。怒江州包括泸水、福贡、贡山独龙族怒族自治县和兰坪白族普米族自治县，是一个以傈僳族为主体的多民族自治州，傈僳族人口287971人，约占全国傈僳族人口的40%。维西傈僳族自治县傈僳族人口92309人，是全国唯一的傈僳族自治县。

云南省其他傈僳族主要分布在丽江市、楚雄彝族自治州、大理白族自治州、保山市、德宏傣族景颇族自治州、昆明、临沧等地。丽江市傈僳族人口126734人，其中永胜县56617人，华坪县30427人，玉龙县28296人，宁蒗县9542人，古城区1852人；楚雄彝族自治州傈僳族人口60606人，其中大姚县2751人；大理白族自治州傈僳族人口38382人，主要分布在宾川、云龙等县；保山傈僳族人口34117人，其中腾冲15752人；德宏傣族景颇族自治州傈僳族人口32966人，其中盈江21195人；昆明傈僳族人口20252人，其中禄劝15757人；临沧傈僳族人口11070人，主要分布在耿马、镇康等县。

我国云南省外的傈僳族主要聚居在与云南省接壤的四川省攀枝花市郊和所属米易、盐边两县，凉山彝族自治州的德昌、会东、会理、盐源、木理等县以及西藏的察隅县也有不少散居的傈僳族。

据2006年云南省行政区划统计，云南省现有1个傈僳族自治州，即怒江傈僳族自治州；1个傈僳族自治县，即迪庆州维西傈僳族自治县；19个傈僳族乡，分别为保山市龙陵县木城彝族傈僳族乡；丽江市永胜县六德傈僳族彝族乡、东山傈僳族彝族乡、东风傈僳族乡、光华傈僳族彝族乡、松坪傈僳族彝族乡，丽江市华坪县新庄傈僳族傣族乡、通达傈僳族乡、永兴傈僳族乡、船房傈僳族傣族乡，丽江市玉龙纳西族自治县黎明傈僳族乡，丽江市宁蒗彝族自治县翠玉傈僳族普米族乡；临沧市镇康县军赛佤族拉祜族傈僳族德昂族乡；楚雄州大姚县湾碧傣族傈僳族乡；大理州宾川县钟英傈僳族彝族乡，大理州云龙县表村傈僳族乡；德宏州盈江县苏典傈僳族乡；迪庆州德钦县拖顶傈僳族乡、霞若傈僳族乡。

对于缅甸傈僳族的人数，不同的学者给出的数字不尽相同，且悬

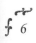

殊较大。周建新先生认为："缅甸傈僳族约有6万人，其中，克钦邦约有3万，掸邦约有3万。"网络数据显示，现今缅甸傈僳族的人数大约38万。Joachim Schliesinger认为，在1995年，缅甸傈僳族大约有35万。Joachim Schliesinger在泰国和缅甸少数民族中间传教多年，对傈僳族的情况比较了解，他提供的数据应当是可靠的。所以，现今缅甸傈僳族的人数大概在38万左右。

泰国的傈僳族都是从缅甸迁徙过去的，时间大概在1921年前后。1997年，泰国"山民研究中心"的一个调查显示，傈僳族有5114户，共30940人，分散于泰国151个村庄，占山地民族的4.11%。其中，清迈府占23%，清莱19%，梅宏松11%，其余分散于拍遥、甘烹碧和南邦等府。

印度境内约有6000傈僳族人居住于麦克马洪线以南的中印未定界的藏南察隅县，即由印度实质管理经营的阿鲁纳恰尔邦昌朗县（Changlang）。印度官方杂志《最前线》报道，此地7个傈僳村是1930年建立，是最早定居此地的民族，是由其东邻，当时也是未定界但已由英国实质占领的的坎底地区和江心坡地区（属于现今克钦邦葡萄县境内），甚至是由云南怒江上游的贡山县、福贡县直接迁徙而来。在这条迁徙路线上的傈僳族和日旺族（Rawang），英文传记史料以出埃及记、追寻天堂般的香格里拉来描述，喜好自由和平温驯的族人意欲建立独立自主的傈僳之邦——傈僳兰（Lisu-land）。

傈僳族由于历史上的几次迁徙，形成了大分散、小聚居的分布特点，国内主要分布在云南、四川两省，国外主要分布于缅甸、泰国、印度等国。根据2010年第六次全国人口普查统计，我国傈僳族人口近80余万，云南省傈僳族人口733108人。云南境内的傈僳族主要分布在怒江傈僳族自治州和迪庆藏族自治州的维西傈僳族自治县，保山、丽江、楚雄、大理、临沧等地州也有分布。国外傈僳族有40多万人，主要分布在缅甸、泰国、印度等国。

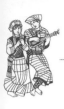

第三节　傈僳族居住地地理环境

历史上，长期的迁徙生活使傈僳族的生存环境一直处于变动之中，从青藏高原沿"藏彝走廊"到川、藏、滇交界地带，又从金沙江河谷迁移到澜沧江，进而到怒江流域，直至东南亚一带。今天的傈僳族主要生活在云南省怒江、澜沧江、金沙江流域海拔高达1500～3000米的峡谷地区等地。

傈僳族聚居的滇西北怒江地区，居住环境独特，境内高黎贡山、碧罗雪山、云岭等山脉南北延伸，怒江、澜沧江、金沙江奔腾南下，将这一地区深切出无数的高山幽谷。海拔4000米以上的两座大山（高黎贡山和碧罗雪山），直立怒江两岸，气势磅礴，形成了著名的怒江大峡谷。该峡谷长310多千米，平均高差在2000米左右，最高点与最低点高差相距3911米，亦称"东方大峡谷"。这一地区特殊的地形地貌，形成了独特的气候类型。从地理位置上讲，这一地带处于青藏高原的东南部，属于低纬度高原，气候应为亚热带山地季风气候，但是特殊的地形造成垂直温差大于水平温差，整个峡谷地区随海拔高度变化而出现不同的气候带，这种局部地区气候带的垂直变化，亦称为立体型气候。立体型气候为动植物资源的多样性存在提供了良好条件。这一地区土质肥沃，雨量充沛，森林茂密，矿产丰富，适宜种植玉米和稻谷等农作物。由于独特的自然环境，北方的动植物能沿高寒山脊向南延伸，南方动植物能沿暖湿河谷向北分布，所以这一地带被称为我国南北动植物交汇的"十字路口"，有极其丰富的动植物资源。

怒江傈僳族自治州，东西最大的横距153公里，南北最大纵距320多公里，总面积为14700多平方公里。北靠西藏自治区的察隅县；东连迪庆藏族自治州、丽江市、大理白族自治州；南接保山市；西面毗邻缅甸联邦共和国。国境线全长约449公里，是我国西南边疆的重要边防屏障。怒江傈僳族自治州地处滇西横断山脉纵谷地带，地势由北向

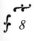

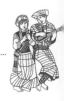

南，巍峨高耸的山脉与汹涌澎湃的江河相间，构成切割很深的怒江、澜沧江、独龙江三大峡谷。主要山脉有高黎贡山，海拔4000米以上，山高岭窄，十分险峻。与高黎贡山对峙的碧罗雪山，又称怒山，纵贯自治州全境，略高于高黎贡山，山势陡峭巍峨，冬春两季冰雪覆盖，恰似两条银色巨龙逶迤在怒江两侧。怒江奔腾于两山之间，纵贯自治州全境，江面宽约100米，每百米落差两米。由此形成山高、谷深、坡陡、水急的峡谷，峡谷平均2000米深，是我国最大的峡谷，也是世界著名的峡谷之一。当地有"仰望山连山，俯看江如线，对山能传情，相会要两天"的说法。云岭山脉位于怒江州兰坪县，夹峙在云岭和碧罗雪山之间，构成州内第二大峡谷。担当力卡山山脉，位于自治州的西部，独龙江的西面，在怒江州内最高峰达4900多米，是我国和缅甸联邦共和国的地界线，独龙江奔流其间，和高黎贡山形成州内第三大峡谷。怒江州的地貌，除兰坪县有较开阔的平坝，在怒江、澜沧江、独龙江"三江"河谷有些冲积扇、冲积裙，其余皆为高山陡坡，"土地挂在墙壁上"是对自治州地形最好的写照。怒江州的气候分寒温热三季，以干湿可分成雨季和旱季。贡山、福贡二月中旬雨季就开始；到四月份，降水量近全年的一半，是云南省唯一没有春旱的地区；五月份雨量很少；六七月又进入第二次雨季；十月份雨季结束。从地区看，北部比南部雨水多，江边气候炎热，能种亚热带作物。同时，整个怒江地区高山耸立，雪山峥嵘，气候呈立体型，4000米以上冬春季大雪封山，阻断交通，山腰气候温和，江边炎热，常常可见到山下雨濛濛、山上雪皑皑的奇丽景象。

　　迪庆维西县是国家级贫困县，是全国唯一的傈僳族自治县，地处国家级风景名胜区怒江、澜沧江、金沙江"三江并流"的中心腹地，居云南省西北隅，迪庆州西南端，东南连丽江、南接兰坪，西与怒江贡山、福贡交界、北与德钦衔接，是香格里拉的后花园。全县国土面积4661平方公里，东西最大跨径70公里，南北纵距122公里，最高海拔是碧罗雪山的查布朵嘎4880米，最低海拔是维登的碧玉河1480米，

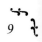

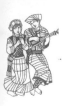
海拔高差3400米，立体气候十分明显。维西县境内群山绵亘，江河纵横，高原湖泊星罗棋布，原始森林一望无际。维西素以动植物资源丰富、民族风情浓厚、饮食文化独特而著称，有"横断山脉中的绿宝石""天然杜鹃花园""灵灵家园""兰花之乡"等美称。

19个傈僳族乡的自然条件各有差异。大理州宾川县的钟英傈僳族彝族乡位于宾川县东北部，东与楚雄州大姚县隔江相望，南和本县平川镇、古底乡接壤，西与丽江市永胜县片角镇毗邻，北由金沙江相隔与永胜县东风乡遥相呼应，是3个州市的3个县的交叉结合部，是典型的"一鸡鸣三州"之地。钟英乡由于地域宽广，北部有金沙江绕境而过，形成了独特的干热河谷气候。由北到南地势陡然升高，致使东南、西南两部地处崇山峻岭之中，形成典型的立体性气候。多元性气候再加上特殊的地理位置，造就了钟英乡丰富的特产环境，适宜药业发展。楚雄州大姚县的湾碧傣族傈僳族乡位于大姚县城边远的金沙江南岸，地处两省、两州、三县、五乡的交界处，是楚雄州六个少数民族乡之一，也是大姚县唯一的少数民族乡。独特的地理位置及浓郁的民族风情，长期以来素有"彝州小版纳"之称，是传说中"青哥""红妹"的故乡。德宏州盈江县苏典傈僳族乡是德宏州唯一的一个傈僳族民族乡，历史上是我国南方重要的边塞战略要地。东与支那、盏西两乡接壤，南与勐弄、卡场两乡连接，西北与缅甸联邦山水相连。东西最大横距29公里，南北最大纵距261公里，境内有7号至14号界桩，国境线长43.3公里。由于海拔相差大，形成"一山分两季，隔里不同天"的独特气候，从自然条件看，苏典属"半年雨水半年霜"的高寒山区乡。

总体上看，傈僳族居住在雅砻江、金沙江、澜沧江、怒江至恩梅开江、萨尔温江流域的广阔地带，其间名山大川密布，海拔最高达6000米，最低仅数百米，平均海拔1000米左右。山脉走向由北向南，气候总体属亚热带和热带，但在碧罗雪山、高黎贡山，从山脚到山顶分热、温、寒三带气候，垂直分布明显，形成"一山分四季，十里不

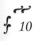

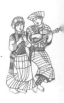

同天"的立体气候。

第四节 傈僳族居住地自然资源

傈僳族人民主要居住在怒江、金沙江两岸的峡谷中，怒江像一条翠绿的缎带，镶嵌在云南边陲，海拔4000米的碧罗雪山和5000米的高黎贡山像两座耸立的屏风，对峙于怒江两岸，形成我国西南气势磅礴的著名大峡谷。这里江水奔腾汹涌，山势陡峭巍峨，是祖国西南边疆的天然屏障，具有丰富的植物及矿产资源，呈现储量的丰富性，品种的多样性、稀有性。

地上多样的植物及动物。怒江大峡谷从江面到两岸的山巅高差2000多米，自然构成"一江两山三气候，重林宜粮山货多"的特点。在这种独特的气候环境里，植被层次分明，河谷地区气候温和，宜于多种农作物生长，种植有玉米、荞麦、小麦、豆类、高粱，还有少量水稻等。目前，还种植甘蔗、花生等经济作物。山腰地区常年气候凉爽，宜于桐果、核桃、甘蔗、漆树、茶叶、大麻等经济林木生长，农副产品还有生漆、漆腊、油桐、紫胶等。高山地区气候比较寒冷，原始森林遮天蔽日，是滇西北有名的木材生产基地和药材产区，密林中有虎、豹、熊、马鹿、孔雀、鹦鹉、小熊、猫、小野牛、大灵猫、羚羊、滇金丝猴、懒猴、长臂猿、猕猴以及稀有的白尾梢红雉、红斑角雉、血雉、环颈雉等珍禽异兽，有名贵的麝香、鹿茸、熊胆等动物药材。这里由于受印度西南季风的影响，雨量充沛，气候适宜，各种药材生长茂盛，有百合、黄草、党参、猪苓、金耳、银耳、秦归、茯苓、天麻、青木香、厚朴、麻黄、山乌龟等。在海拔1300米到2600米的亚热带常绿阔叶林中，有成片的珠子三七、黄连等，还有生长在高黎贡山的北部地区，被国家列为保护植物的长绿木兰、贡山尖杉等，还有虫草、贝母、岩白菜、雪莲花、雪茶等许多珍贵药材。

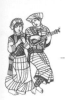

地下蕴藏丰富的矿藏。金属矿有铅锌、银、铜、铁、锡、锑、钨、汞、钼等，非金属矿有盐矿、煤、云母、水晶、绿柱石、玉石、大理石、金钢砂、石膏等。兰坪县的铅锌矿是我国特大矿区。著名的拉鸡井盐品位高，洁白醇香，是云南各大盐矿之冠。水晶石分布很广，有绿色、茶色、烟色、墨色和无色的多种，曾开采出一块重100多公斤的水晶石，是国内珍品。玉有黄玉和软玉。蕴藏量丰富的大理石，有彩色、白色、黑色、墨绿色及花纹图案，分布广，面积大，福贡县城就建在一块大理石矿床上。

傈僳族聚居区的云南高黎贡山国家级自然保护区，是国家林业部1988年8月8日对原高黎贡山自然保护区升级更名，是云南四大国家自然保护区之一，仅次于西双版纳自然保护区，居第二位，是国家极为重要的物种基因库之一。

奇特的高黎贡山国家级自然保护区如同一条长龙自北往南蜿蜒坐落在横断山西部的高黎贡山上，跨腾冲、保山、泸水傈僳族聚居的三个县，总面积有185万亩，长135公里，最宽9公里，北高南低。西坡受来自印度洋的西南季风影响，雨量充沛。东坡干热河谷一带，受季风影响，较干热。方圆数百公里的保护区，形成层次分明的立体植物带。有种子植物1690种，分属166科715属。东西坡形成立体植被垂直带。常绿阔叶林一带，有壳斗科、山茶科、杜鹃花科等。仅杜鹃花一科就有80多种。乔木、灌木、草本、苔藓地植被四个层次，有树种珍贵闻名的杜鹃之王和王中之王，生长在高黎贡山巅。中外驰名的"绿色迷宫"的瑰宝——秃杉，树蕨2种。二级保护植物大树杜鹃、云南山茶、长蕊木兰等11种。三级保护植物楠、红椿、红花木莲等15种。油料、芳香、淀粉、药用、观赏、树脂、鞣料、蜜源、蔬菜、水果等各种植物应有尽有。正如专家所说的，高黎贡山国家级自然保护区是一个物种蕴藏丰富的"天然植物园"和"基因库"。这还只是目前所得资料，实际上，这里是一个大自然绝妙的"特区"，是这一座美丽神奇而富有的"绿色迷宫"。

保护区内除了种类繁多的植物以外，还蕴藏着丰富的动物资源，而且保护了古老和稀有物种。据现有资料，分属8目、20科。目前，列入国家一级保护动物的有羚羊、长臂猴、虎、叶猴、云豹、金钱豹、野牛、蜂猴、白尾梢红雉、红腹角雉、黑颈长尾雉11种；列入国家二、三级保护动物的有恒河猴、熊猴等28种。横断山是南北动物的走廊，高黎贡山则是它们最好的寄宿客栈。冬季来临，青藏高原开始风雪弥漫，一些野生动物就沿着山脊南侧来到高黎贡山。而夏季到来，滇南山区酷热难忍，它们就沿着河谷上到高黎贡山。在北方客中，秃鹫等稀有的动物就格外引人注目了。

傈僳族多居住在亚热带山区，气候温和，雨量充沛，土地肥沃。这里具有夏无酷暑、冬无飞雪、无霜期长等热带和亚热带气候的特点。一般年平均温度坝区为22℃，山区为19.5℃左右，年降雨量约为1500毫米，80%的雨量集中在5月至10月，尤以7月、8月为多，气候明显地分为干湿两季。由于气候湿热，雨量充沛，不论是低山、缓坡或平坝，土质都很肥沃，自然条件甚为优越，是一个宜农、宜牧、宜居住的美丽之乡。

在傈僳族居住地带的崇山峻岭、河谷山箐中，自然风光独特迷人，空气清新，矿产资源、水能资源、林业资源、动植物资源相当丰富，人与自然和谐相处。怒江州动植物物种非常丰富，是全球生物多样性集中地之一，是我国模式标本的集中产地，被国内外专家学者誉为"物种基因库，活的博物馆"。

第五节　傈僳族的文化

一、傈僳族的文化发展

从唐代的记载就可以看出，经历南诏兼并战争之后，傈僳族先

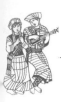

民分布就比较广泛了，并且在历史长河中一直处于迁徙状态，不断与其他民族杂处、交往，由此导致傈僳族内部呈现出了文化多样性的特征。由于木氏土司与吐蕃的战争而使"卢蛮"（被称为"栗粟"）大量迁徙更为西部的地区，并与唐代就迁居于此的另一支"卢蛮"后裔——"怒人"（怒子）同处于一个区域，但二者之间的文化差异性却显现得较为明显，因而彼此分化为二支："栗粟"与"怒"（又称"弩"）。面对明代众多"栗粟"西迁，"怒蛮"中的一部分融入后迁而来的"栗粟"之中，而被称为"栗粟"；而保持民族传统文化多一些的另一部分群体，则以"卢""潞"相近之音被称为"怒人"。同时，贡山一带的"卢蛮"也没有融入栗粟中，并且一直被称之为"怒"。由傈僳先民的第一次西迁而出现的"卢蛮"的第一次分化，即"栗粟"与"怒"的区别中可知，这两个有着共同渊源的族群间的文化差异明显，正是由于自元代以来两地自然环境和社会环境不同，保留和不断重塑的传统文化不同所致。虽然民族融合与分化过程是复杂的，导致分化的因素也是多样的，但主要表现则在分化后的民族间文化差异性上。

清代直至民国，因"本族向无部落，迁移无定，与各夷族杂居，每因环境而与他族发展关系，所以形成黑傈僳、白傈僳、花傈僳三支系"。这三个支系的名称主要是因为过去所穿麻布衣服的颜色不同。但实际上，更主要的是保持其民族传统文化与受周围民族文化影响多寡之不同。所谓"白傈僳"，就是接受汉文化比较多而保留传统文化比较少的傈僳支系，也应该是清代文献记载中称为"熟栗粟"的那部分靠近内地的傈僳族。"花傈僳"与之相似，而"黑傈僳"的情况则相反。也就是说，"黑傈僳""花傈僳""白傈僳"和"生傈僳""熟傈僳"称谓的出现，是在文化互动过程中，他们各自保留和不断创造的传统文化、吸收的包括汉文化在内地的其他文化的因素各不相同。

二、傈僳族的竹文化

傈僳族居住地区的气候环境总体上属热带、亚热带气候，非常适合竹子的生长，郁郁葱葱的茂密竹林在山上、河谷地带随处可见，箭竹、籁竹、金竹、龙竹、白竹、黄竹等竹子是傈僳族人民最常用的竹材。傈僳族人民在长期的生产、生活中形成了种竹、用竹、赏竹、爱竹的民族特色文化现象，竹文化渗透到了傈僳族人民生活的方方面面。无论是日常生产生活的物质文化，还是其神话传说、图腾崇拜、宗教信仰、婚姻礼俗、服饰文化等精神生活，都有明显的用竹、敬竹、爱竹文化痕迹。

傈僳族住房形式因其所处环境的不同而呈现种类繁多、形式多样的特点，就地取材、依山而建。傈僳族的民居风格主要有木楞房、竹篾房、茅草房、石片房、土木结构的闪片房和瓦房等建筑形式。山地民族在不断迁徙的过程中，选择了适应环境的住房形式。"千脚落地"式的房屋是傈僳族传统建筑重要的建筑形式之一，是傈僳族人民在长期的自然环境中的选择和适应，因房屋的建筑材料大都为竹子，故又名"竹楼"。"千脚落地"式房子属干栏竹木建筑结构，上面住人，下面关牲畜。历史文献对干栏式竹楼的记载：《唐书·南平獠传》有"多瘴疬，山有毒草、沙虱、蝮蛇，人楼居，梯而上，名曰干阑"。宋代周去非《岭外代答》称"上设茅屋，下蓄牛棚。棚上编竹为栈，下施椅桌床榻"。

竹与傈僳族人的衣、食、住、行、用等日常生活关系密切。竹作为傈僳族人民穿戴的装饰品之一，是傈僳族服饰文化的重要组成部分。傈僳族衣着装饰对竹的运用，上至男子篱笆包头，下至"麻竹其尼"竹麻草鞋，以及男子腰间佩带的长刀、竹弹弓、箭弩等都是傈僳族人民穿竹、戴竹的体现。

包头（"务特"，傈僳语）是傈僳族男子的头饰，用长五丈六尺的青布或蓝布盘绕在用藤篾编制的衬托圈上，布条被傈僳族盘绕成篱

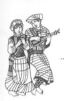
笆花形状作装饰。据说篱笆花包头在战争中曾经挡住过敌人的大刀，救过傈僳族男子的命，因此他们便将原本三丈的青布加至五丈长。传说带有一定的神秘性，但傈僳族男子喜带篱笆花包头主要原因是由于傈僳族人民是山地民族，长年生活在高山之上并以打猎为生，为了防止在野外打猎或采集时头发不被树枝挂扯，所以古时候他们都喜"挽髻"。据《龙陵县志》记载："以前的傈僳族男人裹头，衣麻布，披毡衫，佩短刀；妇女短衣长裙，跣足，以头负竹箩出入。"另外，据当地人讲，长布包头还可以卸下来当作吊床在山间树丛中休息。篱笆花包头集实用与美观于一体，既显示了傈僳族民族文化特征，也反映了傈僳族人民对竹子的情感认同。

竹麻草鞋（"麻竹其尼"，傈僳语），傈僳族居住的地方竹子较多，他们利用竹子制作草鞋，先将竹子破开并削剖成竹篾，将竹篾搓揉成竹麻，然后将竹麻编制成竹麻草鞋，美观、耐穿，适合在气候闷热的环境中使用，据说可穿半年到一年。傈僳族穿竹的习俗不仅体现在头饰和脚饰上，他们所戴的"绒球项圈"、吊筒等也都同竹子有很大关联。随着历史的发展，这些竹饰品逐渐地从原始的实用功能转变成装饰和审美功能，并保留着傈僳族人民原始的文化遗迹。

竹文化渗透在傈僳族人生活的方方面面，除了有"千脚落地"式的竹楼，傈僳族人民用竹制作了各种实用美观的生活器皿。竹器制作是傈僳族人传统的手工业，成年男子几乎人人都能制作竹器皿、器乐。簸箕、筲箕、撮箕、粪箕、竹编粪筐、背箩、花篮、斗笠、囤箩、粮屯、篾笆、鸡笼、篾溜索、竹棍、竹竿、竹筏、竹筛、竹水桶、竹酒筒、竹酒杯、竹饭碗、竹筷子、竹蒸笼、竹桌子、竹凳子、竹椅、竹床、竹席、竹窗帘、竹箱、竹签、竹鱼篓、竹箭、竹矛、竹扁担、竹桥等等。

竹子方便实用，且易于获取材料，因此竹子成为傈僳族生活中必不可少的部分。竹筒饭是傈僳族最富特色的食品。竹筒饭含有竹子的清香，是将一至两年生长的竹子连竹节一起截成内竹筒，将洗好的

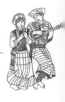

大米放入竹筒内，灌适量清水，用泥或者别的替代物封口置于火内烧煮，待竹筒外层烧焦时，米饭便熟了。劈开竹筒，顿时可以闻到清香扑鼻的饭香，是绝佳的野外美味佳肴。

傈僳族是一个能歌善舞的民族，用竹子制作乐器体现了他们对美好事物的追求，也是他们智慧的展现。傈僳族的竹制乐器主要有口弦筒、葫芦笙、笛子、三弦、二弦、直萧、琵琶、二胡等。乾隆《白盐井志》卷一记载：傈僳族"男妇携手顿足，吹芦笙弹响篾以为乐"。

傈僳族的竹制交通设施和工具主要有竹溜索、竹桥、竹筏和竹背篓(背运工具)等。竹溜索是傈僳族人民最具特点的交通工具。竹溜索主要搭建在山体陡峭险峻，河流湍急不能行船的高山峡谷地带。《维西见闻录》中记载："维西以金沙、浪沧(澜沧)江为天堑，水湍急，舟不可渡，仍设溜绳，《史记》柞也。"古时候竹溜索叫"柞"或"笮"，称架有竹的江河为"笮水"或"笮"。光绪《盐源县志》中记载："笮为夷人自名，今夷谓九所(指盐源之九所土司)日阿笮，丽江人(即纳西族)至今自称为笮。"今傈僳语、纳西语和彝语中关于桥的发音与"笮"的语音十分接近，可见，溜索在历史中是文化痕迹。竹溜索分平溜、陡溜两种。平溜又叫单溜，即"独索溜筒桥"，是用一根竹留索，基本平直地绷于两岸的树上或木桩上，人或货或牲畜绑在溜板上，从此岸溜到彼岸。人溜到中段，溜索自然下垂，还要靠四肢力量，半攀半爬到对岸。陡溜又称双溜或剪刀溜，即"双索双向溜索桥"，用一来一往的两根竹索系于两岸木桩上，一头高一头低。渡者可以直接从此岸的高处溜至彼岸的低处，较之平溜快速、省力。竹制交通工具在傈僳族的历史上给无数傈僳族人民带来方面，尤其是竹溜索对于连接峡谷两岸人民的物质生产和情感交流起到不可磨灭的作用，但由于其材料本身的局限性，历史上也因竹溜索被拉断而造成了不少伤亡事件。现在竹溜索已逐渐为钢索、钢桥等现代交通设施所取代。

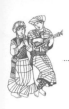

三、傈僳族的狩猎文化

明代《景泰云南图经书》卷四载："有名栗粟者，亦罗罗之别神也，居山林，无室屋，不事产业，常带药箭弓弩，猎取禽兽，其妇人则掘取草木之根以给日食，岁输官者，唯皮张耳。"现在的傈僳族已进入了定居的农耕经济阶段，但是，由于傈僳族所居住的地区多属山区半山区，交通通讯落后，生产工具简陋，生产力低下，在许多地方依旧保存着落后的生产生活方式。狩猎和采集在他们的经济生活中仍占有重要的地位。

狩猎的形式：

静猎：指通过设置"扣子"（索套）、陷井、地弩、地枪、铁夹、网等工具猎捕动物的一种方式。通常是个人在秋冬季节进行。

寻猎：一般是指上山寻找可猎捕动物的狩猎方式。主要猎捕对象是羚牛、斑羚、黑熊、野猪等远离人类生活区的大型动物。

围猎：是一种带有很强的娱乐性质的狩猎形式。进入秋季，由老猎人带领全村的年轻人，到传统的狩猎山上。在山顶的每一个路口上布置一个射手，其余的人在山麓中放猎犬，猎犬向上追赶动物，当动物跑到山顶时，射手便射杀之。

傈僳族根据物候特征把1年分为10个月，即：花开月（三月）、鸟叫月（四月）、烧山月（五月）、饥荒月（六月）、采集月（七、八月）、收获月（九、十月）、煮酒月（十一月）、狩猎月（十二月）、过年月（一月）、盖房月（二月）。除狩猎月常上山打猎外，在收获月、煮酒月、过年月及盖房月也偶尔上山狩猎，花开月、鸟叫月、烧山月禁止上山狩猎，以防猎捕到怀孕的动物。傈僳族认为猎捕到怀孕的动物一年都要倒霉。

在狩猎文化的过程中，傈僳族十分注重动物药用价值的开发。现在药用动物与草药已构成了傈僳族社会中一套独特的知识体系。然而，追溯其本源，动物药用知识仍是建立在交感巫术的基础之上。例

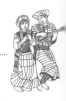

如，人们发现癫痫病是人的大脑出了问题引起的，而在狩猎中看到黑猴（白眉长臂猿）整天在树上溜来溜去如履平地，于是便认为吃黑猴可以治癫痫；蛇能长期在阴潮的地方生活，于是便用蛇酒来治风湿等等。这些动物药材最初虽然是建立在交感巫术的基础之上，但是经过无数代人的亲身实践与修正，确实证实了对某些疾病有治疗作用，且它们与中医也是一脉相通的，因此，至今仍非常流行。

在研究傈僳族狩猎文化的过程中，我们发现，傈僳族人保持了适度狩猎、理智利用野生动物的规则，这对生物多样性保护具有重大的意义。例一，忌禁：傈僳族上山狩猎有许多禁忌，如：各氏族不猎捕自己的图腾动物（虎氏族不猎捕虎，猴氏族不猎捕猴等），忌讳猎杀到怀孕的动物，到狩猎季节才上山狩猎，忌讳猎杀杜鹃、八哥等有益动物，在农忙季节不打猎等等，均从不同程度上防止了过度狩猎的发生。例二，一个猎人打死了许多动物后如果突然生病或发生家庭不幸事件，从此便不能再打猎。例三，围山：过去，每年立秋后，猎户便选吉日到"山房"（山神庙）中祭祀山神，祈求山神"开山"供猎户狩猎。

四、傈僳族的酒文化

傈僳族的酒文化可谓是博大精深、绚丽多彩且独具特色，它是傈僳族物质文化和精神文化的结晶，也是傈僳族热情奔放、真诚待客的写照。傈僳族酒文化内涵丰富，最有名的当要数"同心酒"，同心酒是傈僳族酒文化的代表。

酒对于傈僳族是十分重要的，但主要是用来表达欢乐和交流感情，并非全是用来麻醉精神的。傈僳族传统喝的酒称为"那汁"，汉语叫"杵酒"，是一种度数仅有十多度的黄酒，用高粱、小米、包谷和鸡脚稗煮后将酒药放入罐中十多天后即可饮。需要饮酒时将酿好的酒料放入铁锅中，在铁锅内加冷水烧开，而后文火温锅，然后用竹笮

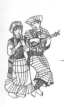

和竹筒沥出酒水。这样喝酒会越喝越浓，能满足多人饮用，往往一罐酒料可喝一夜，同心酒也就是在这样的情况下开始喝的。当有客人时，男主人或女主人一般会敬客人三杯同心酒就不再敬。但如果客人回敬的话主人就一定会让你大醉才休。傈僳族喝同心酒极为文明，就是男女同喝也不会让人产生邪念，男女相互搂在肩上后对唱，歌词或长或短，内容从民族历史到祖辈、朋友友情、幸运生活、工作嘱咐等等，应有尽有，蔚为大观。

傈僳族是一个勤劳勇敢而豪放的民族，在文化生活中，他们对酒有着非常独特的感情，酒是他们表达欢乐和友谊的象征。由于种种误导，外部世界对傈僳族的酒文化认识还停留在海喝海饮、嗜酒如命等不正确的认识上。其实，这是对傈僳族酒文化的一种偏见或狭隘的认识。保山市政协主席、傈僳族学者胡应舒先生编辑摄影的《傈僳人家同心酒》就是正本清源，向人们展示傈僳族文明而有文化内涵的酒文化。胡应舒跑遍了保山、迪庆、怒江等云南傈僳族的主要聚居区，收集了大量的第一手资料，精心编制了《傈僳人家同心酒》。

《傈僳人家同心酒》从傈僳族以同心酒为礼仪酒，体现傈僳族热情、豪放的民族性格说起，谈到"同心酒"是因为傈僳族世居高山大川，居住分散，一旦相聚在一起时，就用酒和歌舞表达双方的深情厚意，特别是用"三杯酒""双杯倒"等饮酒方式来表达自己的情感。傈僳人家将这种多姿多彩、独特的饮酒方式称为"同心酒"。同心酒展示的是傈僳族对亲朋友人的深情，展示的是"同心同德"。体现傈僳人家酒文化中自省、自强、自立、自奋的精神。同心酒有六种不同的喝法，寓意也各不相同，体现了傈僳族热情、文明而又奔放的性格特点。胡先生的《傈僳人家同心酒》就是对傈僳族同心酒的总结和展示。随着时代的发展，傈僳族酒文化进一步发扬光大，如今同心酒已有了以下六种不同的喝法。

第一种是"亚哈巴知"（石月亮酒）。亚：石；哈巴：月亮；知：喝。哈巴石月亮在怒江大峡谷深处的福贡县利沙底乡境内，在高黎贡

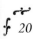

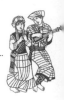

山上有一天然岩石空洞，尤如一轮明月高悬西天。傈僳语称石月亮为"亚哈巴"，它是所有傈僳族人民心中的太阳，是傈僳族追祖寻根的发源地。亚哈巴知体现傈僳族追求团结、尊重朋友、纯洁真诚的品格。饮酒时众人围桌而立，右手端酒杯，同时用左手挽住朋友们或客人……整个场面如同满月，在唱罢祝酒歌后，众一齐说"一拉秀"（一口干）。

第二种是仁尼知（三江并流酒）。仁尼：三人；知：喝。傈僳族是金沙江、澜沧江和怒江的主人，主要聚居区就在如今"三江并流"风景区的核心地区，傈僳人视三江并流之水为美酒，把三江并流与饮酒结合，展示了三江的美、人与自然的和谐和傈僳族迎宾共享世纪美景的豁达情怀。喝"仁尼知"时，三人左手搭靠在一起并靠近，右手端杯逆时针方向缠绕形成三江之流。象征着三人携手共创美好明天。

第三种是"燃卡知"（勇士酒）。燃卡：勇士；知：喝。勇士酒也称英雄酒，是傈僳族勇士"上刀山、下火海"时的饮酒方式，喝过此酒意味着有无比的勇气和战胜一切艰难险阻的决心。一是长辈功尼扒（祭司）送勇士的"壮行酒"，敬酒者用手端两杯酒同时给勇士并说道；"尼子知多"，勇士饮毕拱手而谢。二是勇士胜利归来，长辈或尼扒手端两杯酒，饮酒时勇士先将头偏朝右为半蹲式，尼扒将头偏朝左边示意接受，并将左手中的酒敬给勇士喝，勇士将头偏朝左边，尼扒将头偏朝右边示意肯定，并将右手中酒敬给勇士喝，这样勇士就成为凯旋的英雄。

第四种是"普花知"（发财酒）。普：钱财；知：喝。普花知是傈僳族人民在与自然的斗争中，求顺利和发财的美好夙愿。饮酒时两人手端酒杯交叉勾住对方手腕，同时用手扶住对方手，下肢也交叉，形成横、竖看都像一个阿拉伯数字"8"字，上下两个"8"，有寓"发了又发"的美好愿望，饮时二人同说"普知花多"。

第五种是"斯加知"（思念酒）。斯加：思念；知：喝。斯加知是傈僳族同心酒中最常见的方式，也称弟兄酒和兄妹酒。斯加知是对远

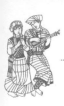

方来的朋友、客人和亲人表达深情厚谊的方式，志在"同心"。饮酒时两人面对面，右手搂对方颈部，左手轻扶对方背脊，先说"尼迟知多"，再喝杯中酒。另一种是两人搂肩脸贴脸，嘴靠拢，同时饮完杯中酒，以喝完一滴不洒为佳。

第六种是日师知（长寿酒）。日师：长寿；知：喝。傈僳族有尊老爱幼的传统，有敬老胜于敬天地之说，敬天举过头，敬地弯腰低于长辈杯下、碰杯共饮。敬长辈时，晚辈双手捧酒杯半跪三磕，向前敬给长辈老者。

五、傈僳族传统的体育文化

傈僳族体育文化产生于生产斗争，傈僳族主要分布于被誉为"东方大峡谷"的怒江、澜沧江、金沙江三江流域的峡谷山坡地带。傈僳族先民在为生存而顽强抗争的漫漫历史长河中，不断发挥着自己的智慧和力量。弩和毒箭的发明创制、应用，为傈僳族先民战胜豺狼虎豹和自身的生存、发展起到了决定性的作用。傈僳族有一句俗话："拉不开弓的就不算男子。"弩弓和箭也是傈僳族男子的标志和随身之物。由此可见射弩在其生产生活中的地位。明《景泰云南图书志》卷四有"有名傈僳者……常带药箭弓弩，猎取禽兽"。傈僳族在历史上还有"尤善弩，每令其妇负小盾前行，自后射之，中盾而不伤妇"的称颂。它反映了傈僳族先民在15世纪就已经使用劲弩毒矢，猎取禽兽度日。傈僳族的弩由青冈傈木制作弩架，岩桑木做成弩背，麻线或牛筋搓成的弩弦组成。每年12月20日是傈僳族传统的"阔时节"，也是傈僳族的竞射节。射箭比赛主要有射杷杷，射头顶鸡蛋，射刀刃等。

傈僳族的宗教信仰与体育文化的发展有着密切的关系。傈僳族原始的宗教主要包括自然崇拜、图腾崇拜和祖先崇拜三种形式，这是三个相对独立的发展阶段。人们为了生存，在征服自然、向大自然索取的时候创造了原始的体育活动，同时对大自然的一些现象和自然法

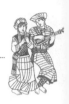

则不理解产生的恐惧导致了对自然的崇拜。对图腾和祖先的崇拜，人们都怀着一种纯朴、神圣的感情，对虎、熊这些猛兽的图腾崇拜反映出傈僳族先民勇敢顽强、敢于拼搏的民族心理。虎氏族、熊氏族就有自己的祖先与变成人的虎、熊精交配传下后代的传说，他们将这些猛兽拟人化、神化，以体现祖先的不凡和伟大。出于宗教崇拜，每年到了一定的季节、日期，就要举行相应的祭祀活动，后来随着社会的发展，原始宗教信仰作为全民性的活动消失了，但成为一种具有宗教色彩的节日和民间习俗传承了下来。宗教活动中的许多内容剥去了神秘的外衣而变成一种体育形式并成为了节日的重要内容。

傈僳族传统体育文化是傈僳族人民在长期历史发展中形成的，反映了人们的生活、生产、宗教、民俗等，节日里的体育活动也成了傈僳族历史文化的重要表现窗口。险恶的生存环境迫使傈僳族人民整天劳作，疲于奔命。但这并不能阻止人们对生活的热爱和对爱情的渴求。人们在猎获猛兽、采集归来之后要为自己的收获而庆贺，在喜庆丰收之时、在劳动之余、在谈情说爱之中都要进行娱乐活动。一些娱乐性的体育活动就相继产生，如反映傈僳族人婚姻仪式的"爬油杆"；茶余饭后，劳动间隙，以角力为目的的"顶杆""捧跤"；深受人们喜爱，随处可见的"荡秋""磨秋""车秋"等秋千活动。傈僳族又被称为"歌舞王国"，各种娱乐活动集音乐、舞蹈、体育于一体，相互交融、相互渗透，成为人们生活中的重要内容。

（一）弩弓与毒箭

明《景泰云南图书志》载："有名栗粟者……常带药箭弓弩，猎取禽兽。"《南诏野史》载："力些，即栗粟……尤善弩，每令其妇负小木盾前行，自后射之，中盾而不伤妇。"这是史籍中对傈僳族精湛弩技的记述和描写。

傈僳族居住的高山峡谷区，过去漫山遍野都是茫茫的原始森林，各种飞禽猛兽出没林间。在长期的生活实践中，勤劳勇敢的傈僳族人

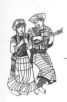

民发明、创造了各种各样的生产工具，练就了一整套与凶禽猛兽搏斗，及适应环境、改造自然的技能与本领。弩弓与毒箭便是其中的代表。

弩是一种利用机械力量射箭的弓。傈僳族的弩由弩身、弩板、箭槽、弩弦、弩牙和弩机组成。弩板用坚硬而又富有弹性的岩桑木或青岗栗木制成，大小不一。弩弦用4股粗细适当的精细麻线扭制而成。弩牙和弩机均用骨头制作。使用时，把坚韧的弩弦拉到弩牙，箭放在弩身之上，瞄准目标后扳动弩机，利用弩板、弩弦的弹力把箭射出。

弩箭由竹块削制而成，头尖可套铁镞。尾部安有用竹皮折成的、可增加飞行稳定性的三角形尾翼。分无毒的普通箭和毒箭两种。普通箭一般用来射杀飞鸟、松鼠、野鸡、野兔等小动物。对付凶猛体壮的虎、熊、野猪等大动物，就必须使用毒箭了。毒药是用巨毒的野生植物黑草乌的根茎泡制而成的，将其涂于箭头尖端的小沟处便成了毒箭。这种毒箭毒性极强，箭镞射入肌体，一接触到血液，很快就会流遍全身，使动物中毒身亡。

傈僳族的弩和箭看似简单，但实际上，其形状的确定，材料的选择，箭镞的安装，箭尾尾翼的设计等，都体现了多方面的科学原理，反映了傈僳族人民的科学才能与智慧。

傈僳族的劲弩毒矢，不仅是他们的传统狩猎生产工具，而且还曾作为武器，在反抗历代封建统治阶级的民族压迫和经济掠夺的斗争中，在反抗外国侵略者、保卫祖国边疆的斗争中，发挥过巨大作用。

今天，傈僳族地区的面貌已发生了天翻地覆的变化，作为生产工具，弩的使用已大为减少，但在许多体育竞赛和群众性娱乐活动中，仍然英姿屡现。

(二) 顶杠与荡秋千

傈僳族的传统体育活动多源于生产和生活，内容丰富，形式多样，融娱乐与健身于一体。较为流行的有顶杠、荡秋千、爬刀杆、摔

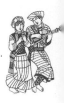

跤、砍竹杆、溜索竞渡、拿石头等。

顶杠是一种非常简单、方便而有趣的体育娱乐活动。无需特殊场地和器材，只需一根木杠和一小块平地即可。茶余饭后，劳动间隙均可进行。具体形式为：用一根长2米左右、碗口粗的木头作顶杠。比赛时，两人各手握木杠的一端，并顶于肚脐稍上处。双脚呈弓步，前脚站稳保持身体平衡，后脚用力向前蹬，身子向前倾、顶，把对方顶出规定界限即为取胜。

此活动虽然简单，但要想取胜，必须既有力量，又有经验和技巧，只有两方面巧妙结合，才能稳操胜券。如，在双方僵持不下时，可采取突然摆动身体和木杠的方法，导致对方重心失衡，再趁机用力将对方顶出界外。或者采用杠杆原理，前面的手将顶杠稍微向上抬，后边的手往下压，可达到四两拨千斤的奇效。

荡秋千是傈僳族最普及、参与者最多的体育与娱乐活动。傈僳族的秋千又分"荡秋""车秋"和"磨秋"三种。

"荡秋"是以绳子或藤条为荡索，将其悬挂于高大树木的横枝或特设的秋千架上即可。荡法有单人、双人两种。竞赛方法是以咬下规定的树叶或荡得最高者为优胜。

"车秋"因形似纺车而得名。"车"用两个长方形木框十字交叉而成。交叉处横穿一轴，可横架木桩上转动。与轴平行的四条框架上各绑一吊凳。比赛方法：4人一组，分别坐于4个吊凳上，随"车"绕轴旋转，转到地面一侧时用力蹬地，使"车"不停地转动，以在规定的时间内转圈多者为胜。

"磨秋"由立柱和一根横木组成。立柱高1.5米左右，其顶端削出一个小磨轴。横木长约五六米，中间打一小洞，套在立柱顶端的磨轴上，即可作旋转运动。因转动时两端如秋千般上下摆动，又如推磨状环周运行，故名。使用时，横木两边人数相等，同时手握横杆，趴于其上。脚着地者使劲蹬地，磨秋便飞转不已，且两端会交替上下，惊险而有趣。既可锻炼身体，又能培养人的勇敢精神。

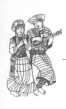

六、傈僳族音乐与民歌

傈僳族的音乐活动与社会生活有密切联系，串亲访友、节日聚会、打猎放牧、春种秋收都要唱歌，甚至在调解民事纠纷时，双方也通过歌唱申述理由。傈僳族的传统民间音乐可分为民歌、歌舞音乐、器乐等3类。

傈僳族非常喜爱唱歌对调，有"盐，不吃不行；歌，不唱不得"之说。民歌朴素感人，曲调丰富，传统舞蹈多为集体舞，有模仿动物的，也有表现生产生活的。傈僳族人民在日常生活中往往以歌代言，以歌代答，形成喜好民歌的传统。泸水、碧江、云龙一带一年一度的汤泉赛歌会，是歌手们充分施展才能的地方，歌声数日不绝。傈僳青年喜唱的情歌，有传统的，也有即兴创作、随编随唱的；有长篇情歌，也有短小的。

傈僳族的民歌各式各样，老幼都能唱。一般人出门、上山、走路，触景生情，信口而唱。这种无目的、信口而唱的民歌，白天在田间、地头或是山上、路上随时可以听见，但曲调大都一样，只有快慢之分。这种快慢有的在词与词之间表现，有的在句与句之间表现，用快慢不同来表现内心的欢乐、喜悦或是苦闷与忧愁。傈僳族民歌包括木刮、摆时和优叶等歌种。"木刮"是傈僳族最重要、流传最广的民歌歌种之一，流传于云南省怒江傈僳族自治州的傈僳族聚居区。木刮在傈僳语中原泛指所有的歌和调，后来逐渐成为叙事古歌的专称。其他属木刮类的歌、调一般冠以内容，如阿尺木刮（山羊调）、其奔木刮（三弦调）等。木刮主要用于内容严肃、气氛庄重的传统叙事长诗，并多在民族节日、集会等时间和场合歌唱。代表性歌唱内容如《创世纪》《生产调》《牧羊歌》《逃婚调》等，曲调朴实、深沉，具有苍凉、古老的风格。

"摆时"和"优叶"是云南省怒江傈僳族自治州最具代表性的两类傈僳族山歌。摆时广泛流传于泸水县和兰坪县傈僳族地区，在平时

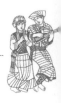

及节日集会、庆祝丰收、男婚女嫁等喜庆的场合都有歌唱，歌词内容广泛，曲调热情奔放，宜于表露内心激情，深受傈僳族人民喜爱。摆时多为集体性的男女对唱，也可由一人作自娱性独唱。歌唱内容分为"朵我""辖我"两类。"朵我"主要歌唱传统叙事长诗，"辖我"则根据对歌对象即兴编唱，多以爱情、时事为主要内容。摆时代表曲目有《竹弦歌》《忆苦歌》《孤儿泪》等。一年一度的泸水县登更"澡塘赛歌会"是摆时对唱的隆重盛会。优叶主要流传于福贡县傈僳族村寨，按歌唱内容及形式分为两类：一类由中老年人围坐火塘边一面饮酒一面对唱，主要内容是追述旧时的悲伤、苦难，曲调低沉、速度徐缓、旋律平稳；另一类曲调轻松、活泼，是青年男女传情表意的主要方式，可男女对唱，也可在同性间对唱。第一类优叶现已较少传唱，第二类优叶至今仍广为流传。优叶常见曲目有《打猎歌》《悄悄话》《砍柴歌》等。

流行于怒江地区的民间舞蹈，只舞不歌，用多种乐器伴奏，不同的舞蹈内容有不同的舞曲。如反映爱情生活的有《双人琵琶舞曲》《阿哥阿妹情意投》等，反映劳动生活的有《撒麻种》《种包谷调》《找菜歌》等，模拟飞禽走兽的有《乌鸦喝水》《红嘴雀吃山果》《马踢架》等。有些舞蹈是按舞步或动作而取名，例如《一步曲》《二步曲》《翻身舞曲》《踢脚舞曲》等，多用五声音阶、宫调式。流传于保山、德宏地区的民间歌舞跳戛和小三弦舞，则是载歌载舞的形式，舞曲欢快跳跃，多用五声音阶、徵调式。跳戛一般不用乐器伴奏，小三弦舞常用其布厄、举列、达提吐等乐器伴奏。

傈僳族的民间乐器有：其布厄（即傈僳族琵琶，亦称小三弦）、很自（弓弦乐器，二弦）、举列（即笛子）、笛里吐（小竖笛）、葫芦笙、玛果（即口簧）、阿其诀列、达提吐、唢呐、玛拉(大号)以及大锣、大镲、大鼓等。器乐曲多为歌舞伴奏的舞曲，纯器乐曲较少，如其布厄演奏的《传情调》《划船调》《对门蜜蜂嗡嗡叫》，很自演奏的《约玩调》等。流行于保山地区的达提吐、阿其诀列是双管吹奏

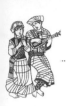

乐器，主管奏旋律，副管奏持续音。达提吐的乐曲多源于情歌和舞曲，阿其诀列装有铜质簧片，多吹奏抒情性乐曲。以树叶吹奏的《阿爸阿妈呀》《隔山隔水的人呀》都是傈僳族的传统乐曲。

傈僳族主要聚居在怒江流域的高山峡谷中，在长期与险恶生态环境的抗争中，创造了自己独具特色的民族风情文化。其文化底蕴具有厚重的原始性、古朴性和自然性，是中华文化宝库中的一支奇葩。

第六节　傈僳族的社会生活

自然地理环境对人类社会的影响是深刻而广泛的。不同的自然地理环境条件下，不仅会产生不同的生产、生活方式，而且也会产生与之相适应的社会组织方式和行政管理方式。生活在山林中的傈僳族，由于山高林密、水激堑深，交通十分不便，地理环境十分封闭。这不仅造成了傈僳族游猎游耕、刀耕火种的经济生产方式和原始共产主义的交换分配方式，而且使其家庭社会组织、行政管理等具有独特的山林特点。一方面傈僳族社会组织还保留着浓厚的以血缘为纽带的氏族部落形式；另一方面，以地缘为纽带的村社组织兴起并有逐步取代前者的趋势。

在碧江、福贡等县较早出现了一些以物易物的初级市场。怒江傈僳族地区的土地私有制已确立，农村阶级有了分化，但有存在着原始的公有制和家长奴隶制的残余。土地制度分为个体私有、家庭共同伙有、村寨及家族公有3种形式，并普遍存在一种伙共耕制"哈米贝来合"，这是一种由公有向私有过渡的土地所有制和耕作的原始的协作形式。16～20世纪初期，怒江傈僳族还存在过家长奴隶制，奴隶被当作家庭成员或养子看待，日常生活与主人略有差别，社会地位较低，有的奴隶可以赎身为自由民。到1949年为止，怒江地区的家长奴隶制已基本瓦解。

　　到20世纪50年代为止，傈僳族还保存明显的氏族残余。同一祖先后代组成的集团称为"初俄"，即氏族。怒江地区傈僳族的氏族名称有虎、熊、猴、蛇、羊、鸡、鸟、鱼、鼠、蜂、荞、竹、菜、麻、柚木、犁、霜、火等18种，这些氏族名称同时又是各族图腾崇拜的象征。同一氏族之下，由父亲的2代至4代人所组成的亲族集团称为"体俄"，即家族之意。家族在现实生活中还起一定的作用。由若干不同的氏族和家庭所共同组成的村寨称为"坑"。傈僳族社会实行的是称为"坑"的父系大家族的社会组织形式和行政管理模式。村寨头人有的是自然形成，有的是各家族老人推举，称为"搓吾"；由官府委派的头人则称为"实帕"。头人不得世袭，其职责是：对内领导生产，调解纠纷，主持祭祀，对外承头纳贡，摊派夫役，领导血族复仇，缔结盟约等。新中国成立后，中国共产党和人民政府根据傈僳族社会经济发展实际，分别在不同地区采取不同方式，先后完成了傈僳族地区的社会改革。

　　在丽江、永平、永胜、云龙等县的傈僳族地区，地主经济比较发达，采取了和汉族地区相近的土地改革的办法，废除了封建剥削制度；在云南省中甸、宁蒗、潞西、保山，四川省西昌、盐边等和藏、傣、彝等族杂居的傈僳族地区，则采取比较和平的方式进行土地改革；在怒江地区沿边四县和德宏自治州山区的部分傈僳族，则通过互助合作道路发展生产，逐步直接过渡社会主义。1954年8月，建立了怒江傈僳族自治区，包括泸水、碧贡、贡山等县，1957年1月改为怒江傈僳族自治州，并将兰坪县划入建制，实现了傈僳族人民当家作主的愿望。

　　目前，傈僳族地区已建立了发电、汽车修理、农机、稀有金属、制糖、制盐、造纸、印刷、制药、酿酒、榨油、砖瓦、陶瓷、建筑、食品加工等多种企业，并培养出本民族的一批产业工人。交通通讯事业有了较大改善，自治州各县基本都通了公路，邮电网四通八达，大

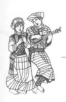
大加强了傈僳族同兄弟民族间的联系。文教卫生事业也有了很大发展，傈僳族有了自己的大学生、教师、医生、科学技术人才，建立了医院、卫生所和防疫站，极大地改善和提高了人民的健康水平。

第七节　傈僳族的宗教信仰

傈僳族的宗教信仰与傈僳族的社会生活发展层次密切相关。傈僳族信奉原始宗教，相信万物有灵。到19世纪末20世纪初，天主教、基督教传入怒江后，部分傈僳族信仰基督教、天主教。

傈僳族从共同信仰原始宗教到信仰现代宗教中，因所处的地域不同而信仰上的转化情况也有所不同。在国内的傈僳族除信仰基督教之外，还有少部分信仰天主教和藏传佛教。在国外，居住在缅甸的傈僳族大部分信仰基督教以外，有的信仰天主教和南传上座部佛教；在泰国居住的傈僳族部分除信仰基督教，部分信仰南传上座部佛教，还有少部分仍信仰原始宗教。此外，道教对居住在汉、白族地区的傈僳族也有一定的影响。

原始宗教是属于一种自然崇拜等形式的多神教。傈僳族信仰的原始宗教，同样因所处的地域不同而崇拜的对象和类别也不尽相同。从历史的角度看，傈僳族信仰的原始宗教与傈僳族居住的自然环境和社会形态较为适应。居住的自然环境较为恶劣，社会发展较为缓慢地区的傈僳族，其信仰的原始宗教所崇拜的对象，种类较为繁多，而且信仰意识浓厚，对人们的生产生活、民族文化、民俗等活动的渗透情况也随处可见；而居住在其他民族居住区域里的傈僳族，其原始宗教信仰则与其所杂居民族信仰的原始宗教相类似。

傈僳族信仰的原始宗教所崇拜的对象也较为繁多，其中有以下几种：天神、地神、山神、家神、祖神、灶神、猎神、岩神、竹签卦、

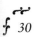

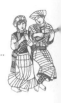

刀卦、鸡蛋卦、鸡脚卦、恳扒、达使扒、夺玛、时扒、沸水捞石（相似于捞油锅）、拔血酒、喝血酒等。

早在19世纪末20世纪初，西方基督教传教士就深入到怒江各少数民族地区，由于传统文化强烈抵制，基督教发展比较缓慢，只是在偏远、落后、绝域地区才获得了成功，虽然当时基督教在怒江流域比天主教拥有更加广泛的群众基础，但此时并没有形成整个族群一半以上人数信教的局面，也没有形成聚居地族群民俗文化特征地域性消失的情况，受基督影响最大的怒江主体民族傈僳族，当时的信教人数不足总人口的20%（除去随意性和返教现象）。至20世纪50年代，基督教在怒江流域傈僳族族群中的发展总体上比较缓慢，信徒不多。20世纪70年代末以后，改革开放使西方基督教宗教人士重新深入到怒江少数民族腹地，与原有教徒得以衔接，基督教由隐蔽或半隐蔽转为公开，信教人数急剧上升，信教族群呈区域性漫布，怒江主体民族傈僳族民族特色文化呈整体性弱化消失趋势，并日渐呈地域性、异族群性蔓延。

第八节　傈僳族的语言文字

据唐代《蛮书》记载，有"栗粟"的族称，可以得知在1000多年前傈僳族的先民就使用傈僳语了。傈僳族主要以本民族语言进行交际，傈僳语属汉藏语系藏缅语族彝语支。由于分布特点为小聚居，大分散，与其他民族杂居，所以有的还兼通邻近民族的语言。傈僳族虽然分布较广，但语音差别不大，语法结构基本一致，只是由于各地借词来源不同，因而产生读音有所差别，不过大多数都与语音有对应规律。

后来随着历史进程的不断丰富和发展，傈僳语成为词汇丰富、结构精密、音韵优美的一种语言。傈僳语成了维系傈僳族社会历史必不可少的交际工具和现代傈僳族的重要特征之一。因此，今天在党的民

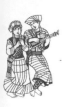

族政策光辉照耀下，傈僳语的使用和发展对促进傈僳族地区的物质文明和精神文明，建设繁荣富强的社会主义新边疆，有着十分重要的意义。

傈僳族历史悠久，有自己的民族文字，但有文字的年代并不长。所以在长期的生产生活中曾使用过一些原始的记事方法，如传说、结绳、刻契等，由此形成了古老的口碑古籍、木刻文书。

口碑古籍中有代表性的当属《阿考诗经》，这是一部集创世史诗、神话史诗、英雄史诗为一体，融入了傈僳族传统的宇宙观、神话观、历史观、伦理观、自然观，由傈僳族传统文化的传承者"背祃"（主持祭祖、丧礼活动的专业祭司）在祭祖或丧礼仪式上唱述的古老诗经。其中既有傈僳族文化中的开天辟地、洪水滔天、人类繁衍的创世故事，又有找盐、取经、慰亲、训子、安魂等等傈僳族生活中独特而又朴实的篇章，它们条理清晰，节奏明快，给人一种耳目一新的感觉。这部口碑古籍，实际上是给一代又一代后人讲述傈僳族几千年来的悠久历史与生存状态，它是典籍，是历史，也是神圣的文化。

《祭祀经》也是一部"背祃"在祭祀活动时吟诵的口碑古典，由"盖房经""婚嫁经""祭祀经"三部分组成，它以诗歌祭祀的形式，讲述了傈僳族祖先怎样盖房、婚嫁和祭祀，以及对天地万物的敬重、祈祷和对美好生活的期盼。从中可以触摸到远去历史中傈僳族文化古老而不朽的灵魂。

在边远封闭的少数民族地区，在文字还没有产生之前，记录重大事件的方法，就是人们通常说的刻木记事。20世纪以前，散居在怒江峡谷两岸的傈僳族还没有文字，记事和传递信息多采用结绳、刻木的方式。傈僳族的刻木多用木棒或木板加工而成，长约50厘米，宽6厘米，厚1.3厘米，上宽下窄，边缘两端较薄。如果需要远距离传递信息，刻木就制作得稍小，通常是砍下一块长约30厘米，宽约3厘米的木板，一头削尖，另一头削成把柄，木板的中间刻上要传达的事项。

刻木多用于重大而正式的场合，比如土司纳贡派税，地方官府

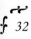

传递公文、派夫、派款，民间发生民事纠纷，民族内部发生冲突，买卖土地、奴隶等，都以刻木为凭，即是刻木记事。若发生民事纠纷，在调解裁决时，公断人要当众高声诵述被断的各条断词，念一条断词就在木条上刻上一个印痕，当断词诵述完毕，木条也就刻完了。这时公断人要将木条收回保存，以防日后当事人抵赖或反悔。根据案情的大小轻重，刻木的木质材料也不相同。如果事关人命或是非常重大的案情，刻木就必须用栗木制成；若只是一般的民事案件，则可以用松木或杂木制成。但无论用什么木料制成，也不论所反映的事件是重大还是一般，都必须在众人的监督下诵述、刻制，以强化当事人双方在"凭据"面前只能遵守，不得反悔的信念。在福贡县文物所保存有一柄木刻，是用硬质栗木做成，上面刻有若干小齿，木刻的尾端拴有一根麻绳。据当地人讲，这是某个山寨的人为裁决一桩婚姻纠纷案而特意制作的，可以称作是傈僳族古老的法律文书。

除法律文书外，村民、家庭在记载有意义的重大事件时，也使用木刻的办法。解放前，福贡县的傈僳族在奴隶买卖过程中形成了契约性木刻。有一块买卖双方成交后制作的契约木刻，上方6道刻口代表奴隶被卖出的身价是6头牛，下方4道刻口代表买卖双方共同遵守的"四项原则"，中间两条横线代表买卖双方各请 1 位证明人。建国初期，中央慰问团曾在福贡县收到一件傈僳族的刻木书信，上面刻有4个符号："｜｜｜"表示3个人，"○"表示月亮，"×"表示相会，"川"表示大中小3位领导，全文意思是：你们派来的3个人已在月圆时和我们相会了，现送上3包土产，请分呈大中小3位领导。

傈僳族历史上曾在不同地区，使用过不同类型的三种文字。

一种是西方传教士创制的拼音文字。这种文字大致在1908～1914年间，由缅甸克伦族讲道者塞耶巴多将罗马字改变了形状而创造的。后来传教士富雷塞（J.O.Frazer）进一步完善了这种文字（有些人称老傈僳文）。这种文字在傈僳族地区有广泛的群众基础，傈僳族人民用它进行书信来往、说经讲道、记账、记事、颁布通令（布告）等，

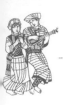

一直沿用至今。

　　一种是维西县农民创造的音节文字。这种文字是 19 世纪 20 年代初期，维西县傈僳族农民汪忍波创造的。相同的音用相同的形体表示，没有字母，一个形体代表一个音节，因此通常称为表音的音节文字（创制时，刻在竹片上，也有人称之为竹书）。据中国社科院木玉璋先生等考证，这种文字共有 1030 个字。主要流传使用于维西的叶枝、康普和德钦的霞大村等地。书写工具是用竹笔或毛笔写在竹片、木板、白棉纸上，书写方式是由左向右直行读写，不分段，不提行，从头至尾不间断地写下去，也不用标点符号，读时按文意停顿，一般五字一句或七字一句、九字一句不等。笔画顺序一般是先上后下，先左后右，由里及外。其基本笔画有 10 种。

　　还有一种是新中国成立以后新创制的拉丁字母形式的文字。新傈僳文方案是 1954 年拟定，1955 年经中央民族事务委员会批准试行，1956 年经过修订补充于 1957 年在云南省少数民族语言文科学讨论会上讨论确定的。新傈僳文以 26 个拉丁字母为基础，用双字母表示傈僳语中特有的浊音、浊塞音和浊擦音，声调用音节末尾加字母的方法表示，鼻化音在韵母后加 [n] 表示。

第九节　傈僳族的风俗习惯

　　傈僳族节日众多，规模较大的有"阔时节""新米节""刀杆节""火把节""收获节""澡塘会""拉歌节""射弩会"等。

一、阔时节

　　阔时节亦作"盍什节"。"阔时"是傈僳语音译，"岁首""新年"之意，是傈僳族最隆重的传统节日。因过去多以对物候的观察来决定日期，故各地没有统一、确定的节期。一般多在公历 12 月下旬至

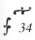

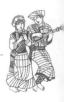

第二年1月举行。1993年12月，云南省怒江傈僳族自治州人民政府决定，每年12月20至22日为阔时节，以便让各地傈僳族同胞能同迎新年，共庆佳节。

节日期间，一般都要酿制水酒、杀鸡宰猪、舂粑粑，准备各种丰盛的食品。还要采折与全家男人人数相同的松树枝插在门口，寓寄祛疾除病，幸福吉祥。同汉族的习俗一样，除夕之夜要吃团圆饭。即使有人身在他乡，家人也要为他留出席位、摆设碗筷。有的地方，从除夕开始，禁止到别人家里去，即使是分了家的父子兄弟也不能往来。直到初三后才解除限制，多数地方从初一开始，人们便聚集在晒场或开阔地，开展对歌、跳舞、荡秋千、射弩比赛等丰富多彩的文体娱乐活动。怒江地区的傈僳族同胞有的还要前往泸水县登埂澡塘参加"澡塘赛歌会"活动。

有趣的是，过阔时节时，傈僳族同胞谁家舂出的第一块粑粑都会先拿给狗吃。据说，这是为了感谢狗"给人间带来粮种"。傈僳族民间流传着不少狗与粮种的传说，如其中一则说，古代人类浪费粮食惊人，天神知道后大怒，下令将所有粮食收回天庭。人类面临灭顶之灾。在此危难时刻，一只狗奋不顾身，顺杆爬上天宫偷来粮种，拯救了人类。

二、刀杆节

刀杆节在傈僳族农历二月八日。傈僳族农历二月八日的刀杆节，相传是纪念一位对傈僳族施以重恩的古代汉族英雄。傈僳族人民把这位英雄献身的忌日定为自己民族的传统节日，并用上刀山、下火海等象征仪式，表达愿赴汤蹈火相报的感情。刀杆节这天，几名健壮男子先表演"蹈火"仪式。他们赤裸双脚，跳到烧红的火炭堆里，表演各种绝技。第二天，他们把磨快的36把长刀，刀口向上分别用藤条横绑在两根20多米高的木架上，成一刀梯。表演者空手赤足，从快刀刃口

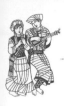

攀上顶端，并在杆顶表演各种高难动作。如今，这项惊险的传统祭奠仪式，已演变为僳僳族好汉表演绝技的体育活动。

三、澡塘赛歌会

澡塘赛歌会又称"春浴节"，也是僳僳族的传统节日盛会。现多于僳僳新年的正月举行。地点在怒江僳僳族自治州首府六库镇以北10余公里处的登埂、马掌河等温泉。届时，邻近各县、区的群众身着盛装，携带干粮、行李，甚至炊具纷至沓来。平时寂静的温泉，此时处处帐篷林立，人头攒动，欢歌笑语，热闹非凡。过去以洗浴治病为中心的春浴节，现在成了人们休闲度假、歌舞狂欢的节日。尤其是风华正茂的年轻人，几十人一帮、数百人一伙，赛歌、对诗，寻找爱的伴侣，通宵达旦，乐此不疲。

四、江沙埋情人

江沙埋情人是云南省怒江僳僳族自治州福贡县一带僳僳族青年的传统节日娱乐、求偶活动。每年正月初四、初五左右举行。届时，男女青年们欢聚怒江河畔，歌舞嬉戏。还要在同伴的帮助下，在沙滩上挖出沙坑，将意中人抬入"埋葬"，并装出非常悲伤、痛哭流涕的样子，唱丧歌，跳丧舞。取闹过后，才将意中人拉出。他们认为，通过这一活动，一来表示恋人间感情的真挚与深厚，二来可以将附在意中人身上的"死神"埋掉，使意中人健康长寿。

五、嚼烟与贴面酒

僳僳族男女都有嚼烟与饮酒的习俗。客人来了，要敬送烟丝；男女寻求伴侣要丢烟丝盒为信物。可见烟丝在僳僳族人生活中的位置。

嚼烟时，先将烟丝放入口中，然后放点由槟榔根、李子树皮、栗树叶一起熬成的黑色胶状物质和熟石灰慢慢咀嚼。不久，口唇就像抹

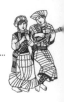

了椰子红。如今，一些妇女认为，嚼烟有失大雅，戒烟逐渐成了她们的自觉行为。

贴面酒，也叫双杯酒和同心酒，是傈僳族男女社交场面的一种嬉戏趣闹的方式。他们常把自己酿的浓度高的酒藏与家中，留作款待客人。至于宴会歌舞较大的场合，则往往饮临时酿制的水酒，以免喝醉。傈僳族饮酒时用的盛器，较原始的是竹筒，现在有时用陶瓷器皿。饮酒时，主人取一竹筒酒，与客人脸贴脸地一同喝光，不得有酒溢流滴地，否则就要从头来过。饮贴面酒是绝对不避男女之嫌的，夫妻同宴，丈夫与其她女子贴面而饮，妻子也与其他男子来个双杯尽，这都是正常的现象。

初来乍到的外界人，往往被当地人灌得脸热腹胀，而主人却若无其事。原来，主客双方喝贴面酒时，主人怕酒溢出，筒口稍向客人方向偏斜，客人怕酒溢出，自然"咕嘟咕嘟"的张嘴迎酒，主人却少饮了酒量。不过，这种喝酒场面确实奇特难得，常给客人留下美好的印象。

六、温泉"春浴"

怒江峡谷的傈僳族人民至今仍保留着"春浴"的风尚。凡沿江两岸有温泉的地方，都是人们欢聚沐浴的场所。春节期间，人们带着年食、行李在离温泉不远的地方塔起竹棚，或找岩洞歇宿。在温泉住上三五天，进行沐浴。温泉分上池和下池，一般情况下男子在上池，妇女在下池，但距离较远。有的每天洗五六次，他们认为只有反复洗浴，才能消除疾病，增强免疫力，才能有充沛的精力投入新的一年的劳动生产。在六库附近的温泉地区，早在一百多年前，就形成了群众性的"温泉赛诗会"。届时，数公里外的歌手们都要赶来赛歌对诗。每当这个时刻，温泉附近点点白色的帐篷，日夜不熄的篝火边摆着甘凉的米酒和香喷喷的年食，歌手们一面吟诗对歌，一面品尝各自带来

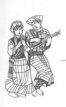

的美酒佳肴。新老歌手们，就是在这种继承和发扬本民族传统文化娱乐活动中，为新春佳节增添欢乐气氛。借助"春浴"赛诗对歌潜移默化的影响，陶冶人们的高尚情操，培育团结友好的社会风尚。

除此活动外，福贡一带的傈僳族青年还要举行"头顶射鸡蛋"射弩比赛。比赛时，男青年身背箭包，手持弩弓，自己的心上人头顶扣一碗，碗底上置鸡蛋一枚（或头顶一木碗，碗中盛米、置鸡蛋）为靶，站于几米之外。比赛开始，男青年不慌不忙，拉弦搭箭，扣机击发，只听"啪"的一声，蛋花飞溅，心上人则安然无恙，顿时，场上爆发出一片热烈的掌声。这是一项惊心动魄、扣人心弦的比赛，是比技术、赛胆量、见真情的活动。当然，技术不精的小伙子，宁可射不中鸡蛋，也不会伤了心上人的。

世界上每个民族无论其人口多少，在其漫长的繁衍生息过程中，都积累有各自的医疗经验，这些经验都属于本民族传统医学的范畴。我国共有56个民族，除汉族外，其他55个少数民族的医药统称为民族医药。依据各自的文化、地理、民俗、宗教等条件，与疾病进行长期的斗争，积累了丰富的防病治病经验与理论，都可称为"某某民族医药"。傈僳族医药是傈僳族先民在与自然和疾病长期作斗争过程中积累和发展起来的，它与傈僳族产生发展、分布及地理环境、民族心理意识、民族文化交流、社会结构、生产生活方式、风俗习惯等内容有着千丝万缕的关系。

第二章　傈僳族医药发展历史沿革

傈僳族医药源远流长，在其发展过程中，受居住地域、文化等因素的影响，具有显著的民族性、传统性与地域性，其形成发展与本民族的生产、生活实践、生态环境及族系密切相关，是祖国传统医药的组成部分。

生活在山林中的傈僳族，山高林密，水激堑深，交通不便，地理环境封闭，这不仅造成了傈僳族游猎游耕、刀耕火种的生产方式和原始的以物易物交换分配的经济方式，而且使其家庭社会组织、行政管理等具有独特的山林特点。过去的怒江地区，一到春天，到处毁林开荒，今年砍这山，利用草木灰肥种上一两年庄稼，肥力丧尽后又砍另一山，年年开荒，年年丢荒，破坏了森林资源和自然生态。新中国成立初，怒江峡谷的三个县有耕地25万亩，其中，15万亩是不固定的轮歇火山地的半固定的锄挖地，基本沿袭刀耕火种的原始耕作方式。傈僳族地区在商品交换（买卖）的产生和发展过程中，大部分都是通过以物易物的形式进行的。这种以物易物不仅在固定的集市进行，也在山村野外集市进行。如19世纪末碧江人和兰坪人曾自约在碧江织楞寨子东边叫旺初的老林里进行交换。每当兰坪人来这里交易时，在碧罗雪山顶放一枪火药枪，碧江热便立即上山同他们进行交易。这种以物易物的交换方式是多种多样的，如：十碗白酒兑换一斤黄连，一筒贝母兑换一筒盐，一头黄牛兑换八至十斤黄连等等。

在长期与恶劣的自然环境和疾病斗争过程中，为了本民族的健

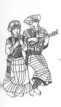
康、繁衍，傈僳族先民逐渐对人体生理、病理及病因有了初步认识，获得了一些医药知识，积累了利用当地生长的草药、动物药防病治病的经验，产生了本民族经验型的民间医生，形成了特有的傈僳族医药。

傈僳族虽有自己的语言和文字，但文字产生较晚。解放前，居住在高半山区的傈僳族大多处于"居山林，无屋室"的原始社会末期，由于受农奴主（土司）的残酷统治及交通闭塞的原因，傈僳族终生被锁在万山圈子里，失去了接触先进科学文化的机会，生产生活中长期沿习原始的粗放经营，且没有自己的文字，只能靠刻木、结绳记事。虽然傈僳族医药历史悠久，但由于傈僳族历史上无文字，对其医药的发展，历代文献记载甚少，其民族医药的历史难以考证。

历史上没有专门的典籍记载傈僳族医药的形成和发展，但我们仍可在一些古籍中查找到傈僳族医药的一些零星的记载。虽然这些记载较为粗略，对内涵丰富的傈僳族医药也难免挂一漏万，但从中仍可观窥到源远流长的傈僳族医药发展史。

在以汉文记载的傈僳族史籍中零星记载了傈僳族民间医药内容。唐朝时期，历史上第一次出现"栗粟"的族称，傈僳族先民就有了"毒箭射虎、草根治病、树叶止血"之传说。明代《景泰云南图经志》卷四载："北胜州（永胜）有名栗粟者，巢处山林，居山林，无室屋，不事产业，常带药箭弓弩，猎取禽兽。其妇人则掘取草木之根，以给日食。"从中可以看出，当时的傈僳族已懂得利用箭毒来狩猎。明代后期，傈僳族社会从家族伙有共耕制逐渐过渡到个体私有制，生产力水平有了较大提高，医药水平也随之进步。傈僳族同胞逐渐懂得了商品交易，一些药材如贝母、黄连、黄蜡等已成为当时名贵的土特产，药材交易为傈僳族同胞带来了一定的经济利益。清嘉庆二十年(1816)的史料中明确记载了傈僳族先民与其他民族交易药材的情况。

傈僳族非常喜爱唱歌对调，有"盐，不吃不行；歌，不唱不得"

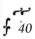

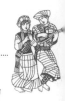

之说。民歌朴素感人，曲调丰富，传统舞蹈多为集体舞，有模仿动物的，也有表现生产生活的。傈僳族同胞在日常生活中往往以歌代言，以歌代答，形成喜好民歌的传统。傈僳族古歌《创世纪》就是传统叙事的傈僳族民歌的代表。《创世纪》是傈僳族历史发展中的百科全书，既是傈僳族劳动人民创造的口头文学作品，又是我们认识傈僳族历史生活的宝贵材料。诚然，文学不同于历史，我们不能简单地把神话传说当作史料来引证。但是，文学是社会生活的折射和反映，我们可以借此来探寻傈僳族社会历史的发展概貌，特别是对没有文字记载的远古时期来说，离开劳动人民的口头创作，就无法认识它的真正面貌。《创世纪》内容以迁徙为主，还包括哲学、宗教、占卜、艺术、牧耕、医药、道德、战争等内容。《创世纪》只由为数很少的毕扒用口传的方式掌握着。在傈僳族的生活中，毕扒和《创世纪》古歌显得相当重要，可以说不可缺少。"毕扒"是傈僳中有学识有修养的人，他们熟知傈僳族的历史渊源，通晓史事典籍和占卜，还懂得天文历法医药等知识，可称为古代傈僳族的知识分子，在社会上很受人尊敬。傈僳族古歌《创世纪》中有关医药的记录："全力医治：自从你病后，全家都很急，请了勒扒来，帮你驱鬼气；买了四方药，来给你治病，但还是不行，你还是死去；不要怪你儿，不要怪你女，这是上天意，这是你的命。"这反映出傈僳族先民在与疾病漫长斗争中，已逐渐形成了自己本民族对疾病的认识的一些常识。

恒乍绷是嘉庆初年维西康普一带的傈僳族宗教族人，也是傈僳族医药的代表人物。根据道光《云南通志稿》卷105载："澜沧江外傈僳恒乍绷幼学端公，占卜治病，人称沙泥（华言活佛），在康普打鼓念经，人民悦从。头人和昙仁惧惑众，逐之。嘉庆六年冬，岁饥恒乍绷率饥民向康普古刹两寨借粮不得，遂暴动。总督琅玕派兵来击，恒乍绷避至江外，七年冬，江内降夷夏勾结恒乍绷劫掠各村寨，上命琅玕再往剿。八年九月擒恒乍绷正法，并掘其祖墓，傈僳平。"又据《滇系·事略》载"（嘉庆）八年癸亥维西力些（即傈僳）藤鲊蚌

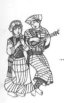

（即恒乍绷）纠众作乱，总督圻驻剑川集兵剿之，逾年始授首，余众咸就抚。藤鲱蚌知医药，所治病既俞（愈）只搏酒食，却钱币，诸夷咸相亲爱。驻防某千总吓以邪教，得赂方止，已非一次。继之者大有所欲，诱而击之空室。于是夷众愤怒持械劫之去。驻防以作乱报，维西协副将即令千总以兵五十往，拘捕，反斗伤兵十余人，并杀千总，事逐不可已……"。传说恒乍绷生活在绵牙姑村，他从来不把官府衙门放在眼里，村里的老人说"我们傈僳族能出这么一个人才，就有希望了。不过，还是要让他读点书，学点知识才行"。于是，在老人们的主持下，全村家家户户设法拼凑了一些钱，给恒乍绷作路费，准备送他到西藏去读书。那时，平民百姓是不准在官府衙门前骑马通过的，但是恒乍绷过黄草坝塘官衙门时仍骑马过去，塘官一声令下，立即就有三四个塘兵冲出衙门，塘兵追上恒乍绷后，把他拖下马来，当堂按翻在地，狠打了八十大板，直打得恒乍绷皮开肉裂，鲜血淋漓。却说塘兵中一个小头目叫段应贤，他为人心地善良，又懂得点民间草药，平时很受士兵的尊敬。当他看到恒乍绷被打昏，心里过意不去。他想：这么大个傈僳娃娃，他又不懂规矩，训斥一下就行了，何必打得这么惨。想到这里，他急忙招呼了几个兵，悄悄地把恒乍绷抬到了他的住处，帮他洗伤口，又找来草药给他医治。几天以后，恒乍绷的伤势渐渐好转了，段应贤对他说："我教给你几副药，这些药到处都有，平时伤风咳嗽，干活时被石头碰着，刀子、斧头砍着都可以医治医治。今后，凡事还是要小心些，瞧这回，打得这样，使人看着都心疼。"于是，恒乍绷就在段应贤那里边医棒伤，边学草药，还与段应贤结成了莫逆之交。等伤口好得差不多后，恒乍绷告别了段应贤，转回绵牙姑村去了。

我国是一个多民族文明古国，除了汉族以外，尚有55个少数民族。各民族生活的地理环境、自然因素、历史条件不同，在生产生活实践中都积累了丰富的防病治病知识和经验，形成了各具特色的民族医药体系。纵观我国少数民族医药发展历史，各少数民族由于生产

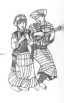

力、科学文化发展水平不同，在本民族医药实践过程中走过了不同的历史轨迹。傈僳族医药经历了萌芽和积累阶段，现仍处于具有医疗技术和药物实践经验，但无文字史料，仅以言传口授在本民族世代传承阶段。

傈僳族在采集、猎食植物、动物或其他偶然事件过程中，因误食而引起的中毒或某种不良症状减除等现象的发生，认识到了某些植物、动物和矿物对身体的作用，如此反复尝试和长期经验累积，逐渐形成了对动、植物和矿物认识和有目的利用经验，积累了解除病痛的医药知识，这个过程就是傈僳族医药萌芽阶段。在狩猎的过程中，傈僳族先民看到黑猴（白眉长臂猿）整天在树上溜来溜去如履平地，而癫痫病是人的大脑出了问题引起的，于是便认为吃黑猴可以治癫痫；蛇能长期在阴潮的地方生活，于是便用蛇酒来治风湿等等。

傈僳族随着本民族文化、经济和社会的发展，对环境、事物认知的提高，逐渐积累和丰富本民族医药经验，形成了民族医药的经验积累阶段。这一阶段的特点是民族医药知识通过口授身教等形式流传，在歌谣或早期书籍中出现了医药知识记载。"巫医合一，神药两解"现象是这个阶段的显著特征。

原始医药活动经历了漫长岁月，由不知到知，由无意识到有意识，并在一定程度上相信天命，以祭祀鬼神、占卜祈祷等方法来预测吉凶，力求解决人类生活中遇到的许多疾病。在少数民族地区，生病被认为是鬼作怪，巫师是专事祈祷、祭祀的人。巫师利用某种"法术"与神鬼沟通，同时也掌握一些医药知识，成为医药知识的继承者和传播者，负责主持各种法事和医事活动，形成了民族医药发展过程中的"巫医合一，神药两解"现象。《宋史·蛮夷列传》记载"西南蛮夷，病不服药，维祷天鬼，谓其巫为鬼师"，是对当时我国西南地区少数民族医药活动的真实反映。"巫医合一"是人类历史的必经阶段，各民族皆然。随着生产力进步和科技文化水平的不断提高，少数民族对大自然的认识走向客观，对人体疾病的理解和医药经验的掌握

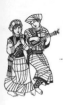

更显从容，少数民族的医药活动也逐渐脱离了巫术和神鬼的影响而独立存在。

经过医药经验积累阶段，我国少数民族医药向着两个方向发展。藏、蒙、维、傣等民族生产力和社会文化高度发达，促使本民族医药理论逐步完善并走向成熟。而傈僳族由于生产力落后，社会文化发展迟缓，没有文字，医药知识仅滞留在经验积累阶段。

民国前，傈僳族居住在怒江境内的深山峡谷，与外界交往不易，在无外来医药的情况下，傈僳族先辈们通过漫长年代所获得的医药知识，产生了本民族的医生。因为没有文字，医药知识的传留和继承，只能是上一代口授指传于下一代。医药知识的代代相传，成为民族生存、繁衍必不可少的传统教育，而在相传过程中又得到了不断的实践、修正和补充。

怒江境内山地森林密布，谷地炎热多雨，历代被称为"瘴乡"，疟疾、结核、性病发病较多，傈僳族为了生存和繁衍，势必要从实践中总结出一套防治这类疾病的方法。他们善于用一文不花的野草治病，采用田边地角、房前屋后、路边沟边容易采到的瓜果蔬菜、植物动物，往往一病数方，一方数药，一药数用，具有简便廉价有效的特点。傈僳族的"尼扒"和"尼古扒"对病人使用招魂，他们在给病人治病时，除了宗教仪式外，同样有着使用草药和其他科学的治疗手段。人生病了，如果看卦送鬼不生效，就搞些草药给病人服用。他们并非是专职的巫师，也不是专职的医生，他们把医药与巫术混合在一起，反映了处于前阶段社会形态傈僳族医药知识积累的一个方面。傈僳族世世代代置身于一种相对恒定的地域环境中，对周围生态环境中可以治病的天然药源十分熟知，对本民族传统的医药知识远比开放的先进民族更为普及和广泛得多。大多数人家在院内宅旁种植一些可以治病的药用植物。

怒江州独特的自然环境和气候为中草药的生长创造了优越的自然条件的同时，也适于各种病虫害的长年滋生繁殖，蚊子可以越冬活

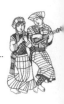

动，而致疟疾终年流行。傈僳族先民因生活贫困，营养不良，抵抗不了自然灾害和疾病的侵袭，经常游耕迁徙。民国时期曾多次发生霍乱、天花、伤寒、痢疾，高密度的疟疾流行，吞噬了许多村落，夺去了数万人的生命。"新客怕雨水，老客怕干冬""谷子黄、睡倒床"的民谣唱出了傈僳族同胞对疟疾的恐惧。怒江为蛮烟瘴雨所笼罩，行人裹足不前，商旅视之为畏途。为了民族的生存和发展，傈僳族先民在祈求神灵保佑和驱鬼的同时，不断积累朴素的卫生防疫常识，逐步掌握了一些当地的动、植物和矿物治病的单方验方，形成了傈僳族经验型的民间医生队伍。解放前，怒江州碧江县有零散民间草医53人，分散在农村，通过师徒授业形式代代相传，采用本地中草药为群众治疗一般疾病。民间草医中多数人是从内地流落到碧江地区定居的，未设诊所，临时应病人家属邀请到其家中诊断，所司业务为针灸、拔火罐、割治疗法、药物引产等，并有接骨、医治痢疾、花柳病的单方草药。1912年国民政府派出殖边队进驻怒江，中医随之传入。西方教会相继传入境内，带来了西医西药。傈僳族民间医药、中医、西医三种医学互相借鉴，不断发展，为傈僳族同胞的生存繁衍发挥了积极作用。

新中国成立后，云南省卫生处派遣巡回医疗队到怒江州境内开展巡回医疗，培训卫生员、种痘员、防疫员，建立基层卫生组织。从根本上改变了怒江州落后的卫生状况。但傈僳族一般居于高山、坡地或河谷地区，由于地理环境的制约和交通不便使得傈僳族地区的卫生医疗状况一直比较落后，傈僳族医药在傈僳族同胞的防病治病中仍起着重要作用，傈僳族民间医生利用当地丰富的药物资源及长期积累的经验为群众治病，除运用一些单方、验方、秘方治病外，还兼施刮痧、割痞、放血、拔火罐、按摩、推拿、针灸等疗法，受到傈僳族群众欢迎。

1951年12月1日实施的《全国少数民族卫生工作方案》提出"对于用草药土方治病之民族医，应尽量团结与提高"。20世纪50～60年

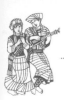

代，怒江州各民族积极响应党和国家提出的"发展民族医药，拯救民族医药遗产"，号召"继承祖国医学遗产，努力发掘提高"。1952年贡山县卫生院吸收民间医生刘树槐到卫生院工作；1954年，怒江州卫生系统组织对福贡县境内民间草医草药、土方土法进行调查，调查结果表明民间没有发现文字记载和享有名望的民间专业行医者和单方、验方、祖传秘方留存于世。有几个为数不多的本地民间草医，只为本村本寨、左邻右舍患者找点草药治疗。1954年、1955年，兰坪县、泸水县相继召开中草医代表会议，泸水县从8个民族民间医生中收集到常用中草药74种，民间单方24个。1956年为了发挥民间医药的优势，兰坪县、福贡县召集民族民间医生献方。兰坪县献出单方、验方、秘方112个；福贡县献出单方50多个，交流中草药30多种。1959年，福贡县卫生行政领导组织召开了民间草医草药人员座谈会。被邀请到会的民间草医，口头介绍了民间常用草药100多种，土方土法50多种。并在当时医药条件差，技术人员不足的情况下，配合医治营养不良性水肿病4590例，收到良好效果。1966年5月，为进一步贯彻"祖国医药学是一个伟大的宝库，应当努力发掘，加以提高"的方针，怒江州卫生科在碧江县耕读学校举办第二期中草药培训班，并聘请泸水县中草医医生李盛堂和黄仲明作讲学医师。福贡县卫生系统派李文原、咱珍、黄友祥、钱文举、董学希、杨铂等6人带领各乡选出的32名乡卫生员参加培训。历时半年，边识药，边加工，边应用，验证了当地中草药治疗常见病和多发病的价值，对促进福贡县、区、乡各级医疗机构自采自制，认识应用当地中草药治疗疾病，发挥了积极作用。并为广大农村推广应用中草药治病创造了良好基础。利沙底区卫生所以中医人员为主，组成中草药研制小组，利用当地中草药自采自制，1年内先后研制出平胃散、风湿药酒、止血粉、九里光药膏、四季青药膏、理肺止咳糖浆、雪上一枝蒿针剂、鱼腥草针剂等。用理肺止咳糖浆治疗气管炎56例，均收到良好疗效。

文化大革命开始后，对民族医药医生的培养管理放松，随着年

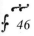

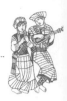

老的民间医生相继去世，一些祖传秘方失传。1972～1977年间，为发掘民间草医草药，各级医疗卫生单位曾多次召开中草药经验交流会，对福贡的中药、草药和民间单方、验方进行收集整理。同时还多次组织中西药人员，深入到高山、半山、江边一带对种植和野生的当地中草药种类进行实地调查。经过三个多月的工作，共收集整理出当地种植和野生中药70余种，草药60余种。其中中药以黄连、木香、当归、羌活、独活、升麻、厚朴、大黄、天麻、贝母、石斛、辛夷花、草血竭、五味子、枳壳、重楼等常用中药，除供当地使用外，每年还有部分销往外地。此外，民间常用中草药、土方土法治病，虽无文字记载，但通过口头流传较广的也不少。①营养不良性水肿：用当归、茯苓、土党参炖狗羊肉内服治疗。②腹泻：用仙鹤草、石榴皮、土荆芥炭内服治疗。③痢疾：用草血竭、仙鹤草内服治疗。④软组织损伤：用青蒿加酒浸泡后外揉治疗。⑤小儿疳积：用九香虫经微火焙干内服治疗。⑥小儿感冒：用蚯蚓、人发焙干研末加葱白、蜂蜜外包小儿肚脐囟门治疗。⑦咽喉疼痛：用重楼粉调米酒内服治疗。⑧蛇咬伤：用水蜈蚣、绿升麻、蒲公英内服治疗。

新中国成立后，党和政府对民族医药事业十分重视。1982年颁布《中华人民共和国宪法》规定"国家发展医疗卫生事业，发展现代医药和我国传统医药"。在改革开放的近几年来，党和国家制定了一系列政策："民族医药是祖国医药学宝库的重要组成部分，发展民族医药事业，不但是各族人民健康的需要，而且对增进民族团结，促进民族地区经济、文化事业的发展，建设具有中国特色的社会主义医疗卫生事业有着十分重要的意义"；"各民族医药是中华民族传统医药的组成部分，要努力发掘、整理、总结、提高，充分发挥其保护各族人民健康的作用"等等，传统医药获得了应有的历史地位。1984年，在内蒙古自治区召开的第一届全国民族医药工作会议，拉开了发掘、整理民族医药的序幕。

各级政府对中医药、民族医药的发展十分重视。怒江州卫生局，在振兴祖国医药事业及开发利用民族医药宝库的历史变革时代，为了防病治病，实现脱贫致富的迫切需要，自1985年9月至1989年7月，成立了"怒江中草药调查组"，历经三年零十个月的紧张工作，采制了药用植物177科、575属、557种（包括变种和亚种）标本，并编写了《怒江中草药》一书。《怒江中草药》一书中，记载了怒江州境内，现已查明的药用植物166科、502属、689种（包括变种、亚种），常用药用动物32种，并指明了药物的采集季节、临床用药等注意要点，是一部地区性实用本草。《怒江中草药》收载的种类按科归类。科的顺序排列：蕨类植物选用秦仁昌系统；裸子植物选用郑万钧系统；被子植物选用哈钦松系统。科内按每一种药物的拉丁学名，顺序排列。每种药物有中文名、拉丁学名、别名、生境、采集加工、性味功能、主治用法、附注等；为了突出傈僳族药的特点，本书加了傈僳族药名音译项。《怒江中草药》是一部比较完善的整理总结云南省傈僳族药的有价值著作，对保护、开发、利用怒江药用资源有着重要的现实意义和深远的历史意义，为继承发扬傈僳族药作出很大贡献。据怒江州社会、经济、环境的具体实际，有效保护和确保植物药用量，合理高效的开发利用和大面积规范化种植，走资源节约型、产品高科技的中药现代化发展道路具有重要意义。民族医药宝库的一枝新葩——《怒江中草药》是迄今为止第一部总结傈僳族人民利用动、植物资源防病、治病经验的药物书籍。它的出版问世，不仅结束了自古至今傈僳族人民没有文字记载药物的历史，而且对于发掘、整理少数民族医药，丰富、充实祖国医药学宝库具有重要意义和价值，填补了我国民族医药学的一个空白。

中国民族医药学的奠基人之一曾育麟教授在《滇人天衍——云南民族医药》一书中作了如下记述："《怒江中草药》，云南科技出版社1991年出版。该书由云南省怒江傈僳族自治州卫生局组织周元川、木振荣、木春富、木顺江等人员执笔，从调查采集标本、鉴定学名，到编写成书出版，历时三年零十个月，是我国第一部傈僳族药书。该

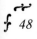

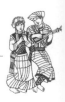

书包括植物药689种，动物药32种，采用汉文与傈僳文双语对照。"

在曾育麟教授主编的《中国民族药志》第一卷、第二卷、第三卷分别收载了14种、11种、5种傈僳族药，《云南药品标准》（1974年版）收载了岩血竭和岩陀两种傈僳族药。周元川于1991年在《中国中药杂志》中将丘西克（鼠尾粟）、纳帕奥南（火筒树）、布鲁兹（大将军）、泽（花椒）、吉（棕榈）、伊夸（多花蒿）、阿莱奥戈洛（石莲子）等12种傈僳族民族药公之于众。在党和政府的支持下，2001年3月成立了怒江州民族医药研究所，怒江州的民族医药学术活动得到进一步开展，傈僳族医药也越来越受到了外界的关注。但与其他民族的传统医药的传承与发展相比，傈僳族地区民族医药发展还是滞后，至今为止没有发现有成熟系统的民族医药开发使用事实和记载。

为了进一步加快民族医药的发展，解决影响民族医药发展中的关键技术问题，为民族医药发展提供科技支撑，科技部于2007年启动了国家"十一五"科技支撑计划项目"民族医药发展关键技术示范研究"。针对尚未发掘整理的民族医药许多珍贵的医药资料散在民间、处于濒危的边缘，其中许多原始的医技医法和疾病诊治经验随时都有失传的可能。设了开展这些民族医药的抢救性发掘整理研究的课题"10个尚未发掘整理的民族医药抢救性研究"。通过3年对尚未开展发掘整理哈尼族、布朗族、德昂族、傈僳族、怒族、阿昌族、仫佬族、鄂温克族、满族、佤族等10个民族医药进行抢救性发掘整理，编撰各民族医药专论，从而对这些民族医药进行原滋原味的保留、保护，为开展更广泛的民族医药抢救性发掘整理提供示范研究，为今后开展这些民族医药的深入研究提供科技支撑。

2008年1月至2010年12月，在课题实施的3年时间中，课题组成员对云南省80%以上傈僳族聚居地进行了实地调研，走访了怒江州泸水县、福贡县、贡山县，迪庆州维西县，德宏、保山、大理、迪庆、丽江等不同州市各县的多个傈僳族乡以及散在的傈僳族聚居地，覆盖了傈僳族州、县、乡（镇）、村寨各级。首次系统地对云南省傈僳族医药历史沿革和现状进行了广范围的调查，并发表了傈僳族医药现状的相关学术论文"云南跨境民族傈僳族医药现状调查"。从官方文献资料获得傈僳族历史上无著名的医药学家；无非本民族医药机构开展民族医药工作；无傈僳族民族医药机构设置；无傈僳族民族医药学术性团体、无傈僳族和民族医药专业报刊创办发行。傈僳族医药经验是采用口承传授的方式，所以傈僳族没有对医药的文字记载，更无相关的书籍可考证。对于属于祖传的现仍在行医的傈僳族民间医生来说，其家族医技医法的传承可溯源到祖父母或外祖父母一代。

第三章　独具特色的傈僳族诊疗法

　　傈僳族先民们为了生存和繁衍，除了和大自然的恶劣环境作斗争，以取得生活资料外，还要对付各种疾病，甚至是传染病的侵袭。人们必须千方百计地寻找防治这些疾病的方法和药物。傈僳族医药就是直接产生于生活实践，是自身防病治病经验的原始积累。

　　在长期与疾病斗争的过程中，傈僳族同胞积累了较为丰富的用药经验和一定的医疗技术。但傈僳族人民对生命运动的规律、疾病和健康的认识都还较为初浅，多停留在感性、零散的阶段，尚未达到理性阶段，因而也就没有医药理论而言。傈僳族虽有自己的语言和文字，但行医经验都是口传身教，很多傈僳族的医药知识、特色疗法等并不成系统，都靠师带徒口头、手把手相传，掌握高超的本族特色医疗技术的民间医越来越少，其医学思想和医疗经验没能形成系统的医学理论和完整的诊疗体系。

　　傈僳族医药长期以民间的形式存在和流传，没有得到全面的系统的文字记载和总结，再加上某些资料的失实记载，其医技医法、特色疗法、传承方式等问题，只能从有关的文献资料和人民群众的口碑以及从现在的老民间医生，甚至是老艺人中收集、整理、完善和提高。

第一节　傈僳族传统诊疗法

　　历史上傈僳族的行医人员均为"神药两用"及务农"兼业"人

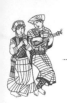

员，没有专职医药人员。所保留下来的传统医药，涉及到内、外、妇、儿、皮肤、五官等科。傈僳族民间医生诊断疾病多用视、触、叩、听、嗅等方法，常用捏、按、压、挤以及刮痧、针刺、割治、拔火罐等手法减缓病情，治疗疾病。用药就地取材，多用草本、木本植物的根、茎、叶、花、果或全草以及动物药（熊胆、熊油、鹿心血、鹿角、麝香、岩羊乳等）入药，主要以新鲜药物为主药，多用单方，少有配方，一般分为内服和外用两种。外用法主要有洗、熏、泡、敷患处等。医术简练实用，易在民间推行。

傈僳族传统治疗方法主要有煎服法、洗滴法、割治法、口吸法、箭穿法、旋转法等。

一、煎服法

煎服法是傈僳族治疗内科疾病常用的方法，傈僳族跟其他民族一样对煎煮法也很讲究。

正确的煎服方法可以确保药物的有效治疗作用，减轻或者消除药物的毒副作用。历代医家无不重视中药的煎服法，处方之末，必定"书其服饵之节"。这个"服饵之节"就是煎服中药的注意事项。北宋学者沈括在《梦溪笔谈》中说："古之饮药者，煮煎有节，饮啜有宜。"说的就是这个道理。现在中医临床中，无论是中医师还是患者，往往对中药的煎服法大不以为然。说到中药的煎服法，大都肤浅地认为"一剂两煎，每服半碗"而已。

傈僳族根据疾病及用药的不同分别采用直接煎煮或隔水蒸炖（也称之为焗），然后去滓取药汁服用。直接煎煮法又有武火急煎和文火久煎之不同。所谓武火急煎，乃大火煎煮三两沸或数分钟即可；文火久煎，乃加热至药液沸腾之后，用小火保持其微沸状态，根据治疗药物的不同需要，连续煎煮二三十分钟乃至数小时。一般是每日一剂，每剂中药煎煮两次，滤取药液混合后分二三次服用。

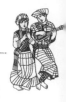

在治疗消化系统及呼吸系统疾病时，傈僳族常用黄连、茶叶、大烟壳等各种药材或单方煎服，其作用为消炎、止泻、止咳等。

二、洗滴法

傈僳族的洗滴法主要用于治疗眼科疾病及五官科疾病。方法经济简便，实用安全。

傈僳族在日常生活中难免会遇到一些意外的事情发生，一不小心就会使身体受伤。身体上任何一个小伤口，若处理不当，可能会受到病原的感染及侵害。外伤破损，感染毒邪，气血瘀滞，蕴于肌肤而致创面红肿热痛，腐败成脓，创面感染缠绵不愈，久不收口。为防止外伤感染，促进伤口愈合，傈僳族常用新鲜篙子（野艾）叶泡水清洗伤口，可以抗菌抑毒，改善局部血液循环，促进细胞代谢，提高抗病能力，加快创面愈合。篙子叶为菊科蒿属多年生草本植物，民间习用已有几千年的历史。现代药理研究表明其水煎剂在试管内对金黄色葡萄球菌、α-溶血性链球菌、肺炎双球菌、白喉杆菌、宋内氏痢疾杆菌、伤寒及副伤寒杆菌、霍乱弧菌等均有不同程度的抑制作用。

傈僳族用新鲜野葡萄藤汁吹滴患眼，治疗眼疾。采新鲜叶，洗净，切碎，榨汁，用汁吹滴患眼，可以清热、消肿、解毒。

傈僳族用新鲜苦马茶叶果汁滴鼻驱除蚂蟥等，其作用为杀菌消炎、驱虫散毒。

三、口吸法和割治法

傈僳族的口吸法和割治法主要用于治疗毒蛇、毒蜂、蜈蚣咬伤后中毒症状。当毒蛇咬伤、蜂毒刺伤、蜈蚣咬伤或其他有毒昆虫咬伤时，尽快减轻麻木、疼痛，阻碍毒素的吸收，把毒物控制在局部，便于及时排出。在伤口上方5～10厘米用绳或皮带捆扎，再用刀切开咬痕处，并挤压伤口周围，将毒液挤出；亦可用嘴吸吮，但吸吮者口腔黏

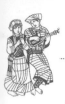

膜必须完好无损；之后，用大量清水冲洗伤口。并根据伤势的轻重用利刃将毒箭头及其周围的软组织割除。傈僳族还用竹刀割治脾脏肿大或割断新生婴儿脐带（防止破伤风）。

四、箭射法

傈僳族的箭射法主要用于治疗痈疔、疮肿等症，如用特制的竹制弓箭射穿上述各症的排脓治疗。

五、旋转法

傈僳族的旋转法主要用于治疗口入毒物。当毒物服入胃内时，立即用绳索将患者腰部系牢，吊在空中，来回旋转，其作用为催吐、排除毒物，减轻或避免中毒症状。

六、刮痧

刮痧法具有和按摩疗法相似的疏通经络、活血化瘀、平衡阴阳、补养气血等效应。傈僳族用器具（牛角、玉石、火罐）等在皮肤相关部位刮拭，以达到疏通经络、活血化瘀之目的。刮痧可以扩张毛细血管，增加汗腺分泌，促进血液循环，对于高血压、中暑、肌肉酸痛等所致的风寒痹证都有立竿见影之效。经常刮痧，可起到调整经气、解除疲劳、增加免疫功能的作用。用于治疗感受风寒、中暑引起的恶寒、发热、恶心、呕吐等症。

七、刮痞法

选好刮痞部位，取合适体位，暴露局部，术者手持刮痞板蘸水或者油在治疗部位刮动，刮至有干涩感时，再蘸再刮，直至皮下呈红色或紫色为止，刮毕擦干局部，让患者穿好衣服，休息片刻。刮动方

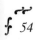

向：在脊椎两旁刮时，沿肋间由内向外刮，呈弧状，长约10cm此在颈时，由上而下顺刮，力量要均匀，不要来回刮动。

八、拔火罐

所用拔火罐多是用金竹或葫芦制成。此法主要用于治疗腹痛、腹胀、吐泻等症，还用于排除跌打损伤引起的瘀血。此法可以吸去血液中有害的毒素。

九、放血疗法

放血疗法是用缝衣针烧红消毒放冷后，刺破人体的某些穴位或浅表血络，放出少量的血液治疗疾病的一种方法，又称刺血疗法，民间又叫"放毒疗法"。用于治疗中暑、发热、昏迷、腹痛腹泻、痧证、急性软组织损伤肿胀和疮疡脓肿等病证。一般放手指血，病重者可同时放手指、脚趾血。

第二节　傈僳族特色诊疗技术

一、傈僳族医学火灸

（一）来源

傈僳族居住在怒江峡谷和金沙江、澜沧江峡谷及云贵高原的崇山峻岭之中，为了生存与发展，他们必须跟那里恶劣的自然条件作斗争。同时，必须跟自身的疾病作斗争。在长期的生产、生活、防病、治病的斗争中，傈僳族发明创造了光辉灿烂的文化，其中最光辉耀眼的医学文化，要数"火灸"法。

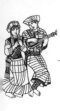

（二）火灸法要素

火灸法最基本的物质要素：①神火线、②火。

1. 神火线　神火线的制法，由一种叫荨麻的外皮纤维，经过特殊加工，根据病人及所要灸的部位而捻制成不同粗细的型号，一般分大、中、小、即①、②、③型。神火线是用多种芳香、辛散、辛凉、辛温、善走窜经络的药物经过特殊加工而成。

2. 火　傈僳族的祖先，为了保存或取火方便、安全，当初是用火石、火镰、火草三件宝物。用时只要将火草安放在火石上，用火镰一打，即点燃火草（这相当于现代的打火机）。火取着以后，可用艾叶捻子，或成炷的香点燃，待用。现代用打火机、蜡、酒精灯、卫生香等，点着待用。

（三）火灸法及步骤

1. 步骤

（1）看、听、问、切（与汉医学的四诊望、闻、问、切相同），辨明病人的疾病是寒、热、虚、实、疮、肿、折、伤等等，确定火灸的部位和穴位。

（2）确定病人的病位在内还是在外，是重病还是轻病，是急病还是慢性病，是危病还是一般常见病。

（3）选择神火线型号：针对病人年龄大小、病位及穴位，选择适当的型号。六岁以内，一般用小号；六至十六岁，一般用中号。

（4）针对病情，确定穴位以后，将适当的神火线点燃，用点燃的火线头迅速烙确定的主穴，再依次烙配穴。每次三至五个穴位。一般情况下，点穴火灸一二次即愈。

（5）注意事项：手法要快、轻捷、灵敏。力度适中、深浅得当。尤其针对小孩子或面部要特别灵敏、快捷，力度、深度适当。治风湿疼痛，可适当加大力度，深度。

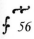

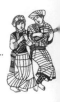

2.方法：取坐式或卧式

（1）取循经络穴位，治其根本。

（2）封闭围歼式，治疮、肿、内、外伤。

（3）点穴位，哪里痛灸哪里。

注意：①神火线穴灸法，十分方便，疗效立竿见影，有其适应证，但不是包医百病的灵丹妙药，要认真审证。②火灸部位，一般不会发炎。极个别灸位会红肿、稍疼，但不必惊慌，过一二日会结痂自行脱落，不留瘢痕。

（四）神火灸治病原理

1. 神火线系用多种芳香、开窍、辛凉、辛温、辛散走窜的药物，经特殊加工而成，具有疏通经络、调和气血的作用。气帅血行，气血和畅，百病自除。

2. 利用穴位循经络走向，兴奋中枢神经、激活人体自疗能力及调和内部机能。

3. 点刺激、热刺激、皮肤浅表神经末梢刺激，使其整个神经系统兴奋起来，加速气血运行，促进新陈代谢，加强疗效。

4. 药物、火灸与患者机体动静结合，调整人与自然的统一，人体气血运行与天体、自然的统一。

神火灸法，常于早晚人体气血运行旺盛时施行，午间一般用以观察、诊视或休息。

（五）神火灸的适应证

1. 急腹症；

2. 小儿惊风；

3. 中风，类中风；

4. 风湿骨痛；

5. 眩晕、痰火；

6. 妇人痛经带下；

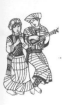

7. 金疮肿毒；

8. 跌打闪仆；

9. 女子宫冷不孕；

10. 男子阳痿不育。

二、傈僳族的药浴

药浴在我国已有几千年的历史。人体的皮肤、汗腺、皮脂腺及毛发等体表组织既是人体抵御外邪侵袭的屏障，又能与外界进行物质交换。体表组织不仅具有保护机体、调节体温以及感觉的功能，而且还具有分泌与排泄、渗透与吸收的功能，药浴疗法就是利用皮肤的这一生理特性而产生作用的。中草药经熬煮加工后，其有效治疗成分充分溶解于水中或散发在水蒸汽中，药浴时药物的成分直接作用于体表或经皮肤吸收、渗透进入体内发挥作用。药浴作用机理概言之，系药物作用于全身肌表、局部、患处，并经吸收，循行经络血脉，内达脏腑，由表及里，因而产生效应。药浴洗浴，可起到疏通经络、活血化瘀、祛风散寒、清热解毒、消肿止痛、调整阴阳、协调脏腑、通行气血、濡养全身等养生功效。现代药理也证实，药浴后能提高血液中某些免疫球蛋白的含量，增强肌肤的弹性和活力。

腾冲地区的傈僳族妇女坐月子期间，一般在妇女分娩后10天，就用九里光、狮子草、钱麻等几十种草药（老人叫洗澡草），煮水来洗澡，先熏蒸后搽身各部位，具有舒筋活血、止血止痛的作用，帮助产妇驱风去瘀，补身强体，促进子宫收缩，对风湿、关节痛，恶露不尽均能一洗了之。10天洗一次，一个月洗三四次。

三、傈僳族箭毒的制作与应用

在傈僳族社会中狩猎生产经过了一个较长的阶段。据《景泰云南图经志》卷四载："有名栗粟者，亦罗罗之别种也，居山林，无室，

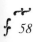

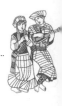

不事产业，常带药箭弓弩，猎取禽兽。其妇人则掘取草木之根，以给日食；岁输官者，唯皮张耳。""有名栗粟者……常带药箭弓弩，猎取禽兽。"猎取野兽用的毒箭是用巨毒的野生植物黑草乌的根茎等泡制而成。这种毒箭毒性极强，箭镞射入肌体，一接触到血液，很快就会流遍全身，使动物中毒身亡。至16世纪，傈僳族大部分仍然过着原始狩猎生活。傈僳族常把弓弩作为狩猎和御敌的工具，他们还将某种植物汁液经过提取加工成箭毒，涂在箭头上，被毒箭射中的动物或人很快就会死亡。

（一）箭毒的制作

1. 每年秋季，到海拔约2500米以上的山中寻找紫花乌头（Aconitum sp.）（高黎贡山中通常有白花、黄花、蓝花及紫花四种乌头，蓝花者最多，紫花者最毒）。

2. 将紫花乌头的新鲜块根捣碎后，过滤出汁液，将汁液在阴凉处晾干成粉沫，然后用蜂蜜合成糊状物装入容器（多用竹筒作容器）备用。

3. 一般情况下，箭毒做好后要用老鼠（或青蛙）检测箭毒的毒性大小。具体做法如下，捕一只老鼠（或青蛙）罩住，然后用涂有箭毒的尖刀将其刺伤观察，若在5～10分钟内老鼠中毒而死亡，说明箭毒的毒性较大，可用来射杀大动物；如果超过20分钟老鼠没有中毒死亡，则说明毒性较小，不宜使用。

4. 箭毒制作与使用过程中常需乌头、竹筒、竹箭、蜂蜜等，这些要通过采集获得。

（二）箭毒的应用

箭毒治疗肩周炎：将每年秋天上山脊采集来制作箭毒的紫花乌头浸泡于酒精中备用。使用时先用一束针（十几根针捆在一起）蘸上泡有乌头的酒精，然后轻快地刺破患者的肩背部，直到病人感到麻木即停止。一般情况下，一天治疗2～3次，半月为一疗程。

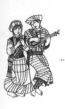

四、傈僳族的药物采集

傈僳族居民的生活对采集有较大依赖性不仅表现在傈僳族居民每年都要采集大量的野生食用植物、昆虫和菌类充当粮食、蔬菜、食用油、药物，也通过出售所采集的野生食用植物、昆虫和菌类来换取生产生活的必需品，而且还表现在采集渗透到了祭祀、恋爱婚姻、歌舞等文化生活的方方面面。在20世纪40年代之前，高黎贡山北段的傈僳族甚至把黄连、生漆等野生采集物品当作一种类似货币的价值形态，他们采集天然生长的黄连、贝母、生漆等到市场上交换所需要的生产生活用品，同时也把这些东西作为一种财富的象征。当代傈僳族主要从事传统的农业生产活动，但是通过采集植物、昆虫、菌类来供自己食用、药用或对外交流，也是经济生活的一个重要组成部分，因此采集活动也直接影响着他们的生产生活。

傈僳族民间自古就有利用草药为人畜治病及采药出售的传统习俗，药物采集至今仍是山区半山区傈僳族居民重要的农副业。一般的成年人都会使用几十种植物药，民间著名的草医、巫医能掌握使用的植物药一般都在100种以上。调查表明，傈僳族民间采集利用的药用植物约300种，药材采集后除少量自用外，大部分都是出售给民间的"草医"或药商以换取生产生活用品。

高黎贡山由于特殊的地理气候条件孕育了丰富的生物药物资源，据不完全统计，仅药用植物就有1000多种。而高黎贡山两侧生活的傈僳族人民在采集过程中积累了十分丰富的动植物药用的知识，这些药物独具特色且疗效显著，他们常采集利用的野生药用植物约有300种。在20世纪之前，他们完全凭这些药材及从外地传入的部分中草药医疗自己的疾病。20世纪初期，西药随着西方传教士在该地区传教时进入该地区，但是由于该地区交通不便，西药的输入量十分有限，加之贫穷，在该地区用西药治病的人数极少。20世纪50年代后，政府在当地开设了许多以西医为主的卫生院，并将许多民间医生吸纳进这些卫生

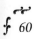

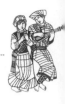

院，同时大量普及医药知识，西医才逐渐成为当地社会的主流。虽然如此，传统民族药物并没有因而消失，一方面，传统医药知识及传统医药更民间化，直到现在傈僳族居民都还常常利用传统医药知识及传统医药给自己治病，民间也还有许多将传统医学和巫术结合在一起给人治病的巫医；另一方面，许多人通过采集这些药物上交到供销社而获取收入，从而药材采集形成一项重要的农副业，也因此产生了许多专业户。到20世纪80年代之后，供销社的功能逐渐被外地商人的收购行为代替。

采集药物的时间比较有特色，傈僳族的先民创造出了十分独特的历法——自然历。按照自然历来算，一年有十个月，分别称为为花开月（公历3月）、鸟叫月（公历4月）、火烧山月（公历5月）、饥饿月（公历6月）、采集月（公历7、8月）、醉酒月（公历9、10月）、过年月（公历1月）和盖房月（公历2月）。按照这张制定周详的年度工作表，傈僳族的采药工作大多集中在采集月来进行。药材采集后除少量自用外，大部分都是出售给民间的"草医"或药商以换取生产生活用品。常见的有冬虫夏草、茯苓、灵芝、雪茶、云黄连、珠子参、天麻、重楼、贝母、白及、石斛、辛荑和草乌等，均是大量采集出售的药材。20世纪80年代后大量的外地药商频繁涌入该地区收购药材，使得传统的药用植物资源受到了一定程度的破坏。

第三节　傈僳族用药特点

在人类医药历史发展进程中，医药相辅相成，密不可分。药物的使用与医技医法也是相辅相成的。医者懂医识药，药由医生随手选用。傈僳族医药的存在和发展也同样如此。

在对患者进行正确的诊断之后，在某种程度上讲，药物的合理、

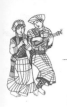
精练使用，是保证疗效的前提和基础。而在此过程，又始终贯穿着简、便、易、廉、效的特点。

僳僳族人民在森林中寻找食物的过程中，不断发现有许多植物不仅具有营养，而且还具有医疗保健功效。通过漫长的生活实践，积累了许多利用野生植物进行医疗保健的经验，并在民间广为流传和应用，并以其简、便、易、廉、验、效等为其特点。尽管其传统知识和经验受到自身社会文化发展的影响，存在着一定的局限性，但它在历史上对本民族的健康繁衍发挥了积极的作用，而且至今仍然是本民族赖以防病治病的有效手段和方法之一。僳僳族医药知识和经验对当今植物资源的有效开发利用所具有的相关研究和参考价值是不可忽视的。

僳僳族人民在生产活动中，一方面不断挖掘利用当地生物资源，在防病治病方面积累了丰富的经验；另方面，又不断吸收、借鉴其他民族的医药经验来丰富自己的医药。经过长期的实践、总结和完善，创造了以植物药为主，包括少量动物与矿物药的本民族医药。他们的用药具有以下一些特点。

一、使用方法简单、方便易得

僳僳族医药大都是本民族在长期生活实践中逐渐产生和形成的，而且也基本与本民族社会、历史发展水平相一致。大多数草药也几乎毫无例外地采自周围的环境中。虽然在本民族中普遍有专门的民间医，但草药的炮制和使用方法也是当地一般人都能够普遍接受和实施的。所以，使用简单、方便和易得是僳僳族民间医用药的一大特点。

二、使用灵活

僳僳族人民居住的地区，植物生长茂盛，药物资源丰富，种类繁多，取用方便。民间医对当地草药非常熟悉，使病人能及时得到治

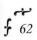

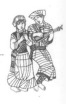

疗。其用药十分灵活，一药可用于多种疾病，一病可选用各不相同的药用植物；医家或病家周围有很多种草药可用，具有随手选用的随意性和广泛性，还存在着多种选择的余地；有部分是药食两用；有少数是自己专门栽种的。对毒性药的使用则十分慎重，且还有忌口的讲究。

三、药物与其他民族通用

各民族间通用同一种药物的情况非常普遍。傈僳族与其他民族杂居，药物的使用与其他民族有相似之处，也根据其他民族的用药经验来使用某些药物。傈僳族各民族医药之间融通使用的较多，但也有一部分仅为本民族医使用的。

四、药用部位的使用

在药用部位的选择上，傈僳族医对于某些部位的药用要求植物特定的生长时期，如开花前、开花后、果实前、清晨日出前等，表现出时间特征。在总体上，全草、茎、根类是用的最多得药用部位，但对药用价值的认知情况又有所不同。

五、加工炮制

傈僳族将药物采集回来后一般要进行简单的加工炮制。地下部分一般是先去除泥沙，再将药材切段或切片；地上部分直接切段或切片，晒干。必要时打粉备用。根据病情需要，部分药材新鲜用。在传承的基础上，各位民族医又根据患者实际情况，对病情的把握以及药物的使用经验等综合考虑。

六、用药途径

其用药方法包括内服和外用两种。内服方法是把植物的药用部位水煎后饮用汤水为主，或泡酒内服；外用方法包括直接使用和制剂后使用。外伤药多用冷水、酒或米汤调和，必要时加一定量面粉调敷，

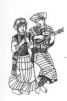
以增加其黏度，保持药效。傈僳医传统用药方法有煎服法、炖服、包敷法、涂搽法、擦洗法、浸洗法、冲洗法和药浴等。单方和复方均用，一般依患者情况而定。有的服药讲究时间与忌口。

七、常用剂型

各民族之间用药剂型虽有相同之处，但也各有特点，可都有一定的选择理由和依据，同时在某种程度上也包含了传承的要素。傈僳医多用汤剂、散剂、酒剂、丸剂（手搓为丸）和药浴等。

第四节　傈僳族诊疗法传承方式

傈僳族历史悠久，有自己的民族文字，但有文字的年代并不长。在没有文字的时代里，傈僳族医药的传承只能以原始的口传心授的方式进行。其传承主要有4种方式，即祖传、师传、自学、民间流传。

一、祖传

即父传子，子传孙或母传女，女传孙女等方式沿袭相传，也有隔代传承，夫传孙、母传孙女等，但也有传子不传女或传女不传子的。主要以口述为主，靠自己的记忆和实践操作传承。他们非常注重言传身教，传承时不分贵贱、贫富，不管亲疏，对品德不好、心不善良、轻浮、贪财爱利以及粗心之辈等均不传，即使是自己的子女有不传的禁忌者也照样不传。正因为这样，才使其得以代代相传。傈僳族一般在儿子或女儿成人且生育后才开始传授其医药技能，开始时只跟着采药，识别药物，并熟悉其用途，不能单独看病，经过长时间跟学后才可以自行为患者看病，所以，傈僳族一般在20～30岁才开始学医，30～40岁自己才单独行医。如今的傈僳族民间医已经打破了有些"禁

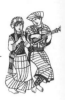

忌"，只要符合被选要求，既传子，也传女，家族外的照样传。这是非常可喜的现象，同时也是其社会文明进步的标志。

二、师带徒

师傅对于从师或参师学习徒弟的选择也持谨慎态度。要求忠厚、吃苦耐劳、与人为善和尊医重道，符合徒弟条件者，方收为徒。有的甚至需经一段时间的考察，而后定论。有几种人不能收为徒弟：贪财爱利、好酒好色、喜欢吹牛夸口、不热爱医道和不关心体贴病家者均不收。其学习方法是一面口述心记，一面跟师采药、治病，在实践中不断提高。

三、自学

以自阅医书、部分跟师或偷学医道等方法自学。也有广泛搜集当地流传方法，一病一方一药的学习者。解放初期，为了改善怒江州医疗卫生状况，在云南省政府的支持下，从基层选拔一批立志怒江中医药卫生事业的青年人，集中到怒江州卫校进行中医药知识的培训，学员培训结束后返回各自的家乡，为家乡人民提供医疗服务。在实践中，根据当地傈僳族行医治病的特点，灵活运用所学的中医药理论知识，形成了自己独特的医疗技能，是怒江州首批经验型的傈僳族民间医。目前多数年事已高，部分已过世。

四、民间流传

傈僳族医或药有广泛的群众基础，为人们所熟悉和采用。有一些用药方法，为民间流传，在本民族聚居区，很多人都会用当地草药预防、保健、养生和治疗一些疾病。

正因为有上述4种形式的传承方式，才使得傈僳族在无文字的年代将本民族医药传承下来。

第四章 傈僳族的养生保健

傈僳族传统的医药，不仅体现在丰富的用药知识和独具特色的治疗方法方面，更多地还体现在他们衣、食、住、行的各个方面，展现出傈僳族同胞们的生活智慧和健康智慧。

第一节 傈僳族饮食文化与养生保健

一个民族饮食习惯的形成，有其社会根源和历史根源，具有鲜明的民族性和地域性，是一个民族的文化和共同心理素质的具体表现。由于历史背景、自然环境、社会文化及饮食原料的不同，傈僳族在长期的发展过程中形成了一套独特的饮食习俗。

一、主食与养生

怒江地区和维西县主产玉米、水稻、旱谷、小麦、荞麦等粮食作物，这些粮食作物构成了大多数傈僳族的主食。

（一）玉米粥

俗称玉米稀饭，其配制科学，营养价值高，因而为其他民族所吸收，成为怒江各民族共同的主食。玉米粥的制作方法，一般是将玉米适量泡水后用木碓舂去皮或碾成玉米瓣，淘净后按比例掺入豆类、腊肉等杂粮，熬煮两三个小时后即可食用。吃时按各人口味放入配以

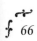

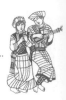

漆油、核桃仁、辣椒、水豆豉、盐等炒成的作料或味精、酱油、白砂糖，味道鲜美，细腻醇厚。由于傈僳族耕种的地离村寨较远，需爬山过箐，体力消耗大。劳动归来，人们很疲劳，不想吃干饭，极想喝上几口"稀汤"解渴、止饿。玉米稀饭成为傈僳族最好的止渴、解乏、去暑的食品之一。

（二）荞米砂饭

荞米砂饭是傈僳族待客的一种主要食品，荞米砂饭易于消化、淳口，增加食欲，特别适合于老人和病人食用。长期食用荞米砂饭，能降低血糖，保持体内血糖平衡，是糖尿病患者理想的保健食品。

（三）粑粑

傈僳族喜欢吃粑粑。粑粑的种类很多，有麦面、玉米面、荞面、青稞面和高粱面制成的粑粑。其中苦荞粑粑是最受欢迎的。做法是将苦荞磨成粉，在荞面粉中加入水调稀，放入锅中煎熟即可，如蘸蜂蜜吃，味道别具一格。这种吃法，既清凉、解毒，又润喉、营养。

二、传统副食品与养生

（一）漆油

漆油是傈僳族的主要食用油之一。当地人认为漆油的营养价值很高，漆油分黑漆油和白漆油两种，傈僳族认为黑漆油是产妇补虚的上等补品。在过去，黑漆油一般只有产妇才能享用。白漆油一般用作炒鸡、炒肉、煮鱼等。黑漆油一般炒鸡做傈僳族的另一传统美食"夏拉"或煮白酒。漆油的制作是将漆油籽晒干后用碓舂碎，使籽与皮分离，将皮用甑子蒸熟，再装入布袋中，用力挤压，挤出的汁晒干后即为漆油。漆油具有化油快、比猪油香、不腻人、营养价值高的特点。

（二）漆油酒

将盛在陶罐中的纯水酒，放进装有热水的木盆中"隔层"加温。

待水酒升温后，用多脂的松明燃火把水酒点燃。同时用竹刀不断地将提炼成固体块状的漆油削成薄片，注入燃着的酒罐之中。并用青蒿杆不断搅动，使水酒和漆油相融。这就是傈僳族漆油酒。待酒、油饱合后，倒进碗中趁热饮之。因酒与漆油、松脂和青蒿素相融，能起解酒精的化合作用，故虽含酒味而多喝不醉。漆油酒味香而甘，营养丰富，除作为日常饮料外，还是老人和产妇的补品。同时，可作治疗水肿病和安眠的药物。常饮此酒，能治疗风湿、气喘、心悸和眩晕等疾病。

（三）五味茶

云南民间有句俚语说："进了傈僳门，茶酒敬客人，千杯不会醉，越喝越精神。"五味茶，是将茶叶装进专门用来烤茶的陶罐中，在微火上转来转去慢慢烤黄、烤香，然后逐步注入已沸的开水，在微火上煎煨。待茶香四溢时，按配比将姜丝、核桃仁茸、花椒粒、葛根片、火煅后的食盐和蜂蜜放进陶罐中同煎片刻，便可滗汁入杯品饮。茶水入口，茶香四溢，香、麻、咸、辛、甜"分层"留"痕"舌尖，使人顿觉神清气爽，浑身轻松。据传，常喝五味茶，能让人鹤发童颜，延年益寿，还有防治感冒和降血压。

（四）蜂蛹及蜂蛹酒

怒江、澜沧江和独龙江河谷，野蜂种类很多，仅独龙江就有牛角蜂、土甲蜂、火黄蜂、葫芦蜂、七星蜂等。在怒江，蜂蛹又称蜂儿，是怒江土蜂所产的尚在蜂窝里的幼蜂，富含高蛋白和人体所需的多种氨基酸。蜂蛹可食，用土蜂蛹泡的酒是医治风湿的良药。

三、傈僳族的"药食同源"

傈僳族传统医学并不发达，除一些简单的民间草药治病外，并没有更多的医疗知识和药品，但中国传统医学及饮食中的"药食同源"在傈僳族的保健观念中也有很多体现。所以傈僳族的饮食除常规的功能外，很多饮食还具有特殊的功能，即营养价值和滋补效用。傈僳族

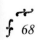

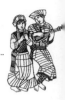

认为在日常生活中许多事物本身就是药物。如蜂儿煮稀饭、鸡肉稀饭可增加蛋白质，滋补壮气；核桃仁煮稀饭润肺化痰；粟果凉粉解暑；杉松果可以打虫；苦荞可以减肥；清炖火塘猪是久病体虚的补品；"夏拉"鸡、竹鼠焖酒能追风除湿；山白鼠肉能治气喘干咳；蜂儿焖酒壮腰补肾；青刺果油清凉消炎；漆油止泻；明子火烧肉可以泻火；包谷花能帮助消化。此外，傈僳族还在长期的实践中总结了一套药膳食谱，如阿那波炖猪脚、猪腰子包茴香籽、山药炖心肺、百合拌蜂蜜、羊油红糖炒米酒、羊肉炖当归、肝子蒸蝉菌、猪蹄炖牛蒡叶根、鸡肌根炖心肺、地蜂子炖猪脚、茴香根煮腰花等。傈僳族认为这些食物既能达到补充营养、调节或改善其生理机能，增强机体抗病能力的目的，还能起到单纯药物不能起到的作用。

四、傈僳族饮食与生育健康

在傈僳族的观念，特别是在生育健康观念中，他们认为好的饮食对产妇的恢复和婴儿的生长是极为重要的。傈僳族的产妇一般月子时间为一个月，月子期间要求产妇要休息好并尽可能地吃好，以后才能承担繁重的生产劳动。因此在坐月子之前，要备好白酒、蛋类、黑漆油等。月子期间，产妇食品的用油一律用漆油，傈僳族认为黑漆油有补血滋养的功能，能使产妇尽快恢复体力。每天早晚各吃一碗用黑漆油煮的白酒鸡蛋，饭菜还要比平时好得多。在月子期间，产妇要禁食酸辣等食物，傈僳族认为吃了酸辣的食物，没有奶水，对孩子生长不利。

第二节　傈僳族服饰与养生

古人早就知道服饰与养生的密切关系。《论衡》说："衣以温肤，食以充腹。肤温腹饱，精神名盛。"衣着不仅遮盖形体，御寒保暖，也是社会文明的象征，所以自古以来，人们将衣着列为衣食住行生活起居之首，可见其重要性。唐代名医孙思邈强调"食寝皆适，能顺时气者，始尽养生之道"。清代养生家曹庭栋也将"衣食二端，乃养生切要事"，并列为务必知晓者。历代医家在"天人合一"思想的指导下，就服饰养生的意义和方法作出了许多专门的阐述。如《延寿书》等按照《黄帝内经》"春夏养阳，秋冬养阴"的养生原则，认为春冰未泮，衣服要下厚上薄，养阳敛阴，春天不可薄衣而患伤寒。《孙真人卫生歌》说："春寒莫着棉衣薄，夏热汗多须换着，秋令觉冷渐加添，莫待病久才服药。"显然随时令变化而增减衣着是养生的重要方法之一。

　　傈僳族服饰各地不一，男子多穿麻布长衫、及膝黑裤。头戴黑、白或蓝色包头。妇女多上穿右襟衣，下穿百褶裙。头戴用贝片和珊瑚珠等串缀而成的珠帽"俄勒"或各色包头。过去因服饰的颜色不同，曾有"白傈僳""黑傈僳""花傈僳"之俗称。在调查中我们发现，傈僳族日常生活中头戴绿色或蓝色军帽，普遍脚穿胶鞋，很少使用传统服饰的毡帽、头帕和兽皮鞋、草鞋。这主要与傈僳族生产生活的变迁所致。一方面，传统的傈僳族随时戴头帕，现演化为每天戴军帽；另一方面，戴军帽既能防晒，又能部分遮风挡雨，较为经济实用，因此成为傈僳族日常劳作不可分割的一部分。穿胶鞋的原因在于：首先，胶鞋经济实惠，十元钱左右就可以买到一双；其次，傈僳族居住在高山，路陡泥多，胶鞋有较好的止滑功能，同时轻便耐磨，适合当地实际情况。

第三节　傈僳族的节日习俗与养生

　　傈僳族是一个有众多传统节日的民族。傈僳族节日文化中也体现出傈僳族对疾病防治和养生保健的认识。

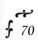

"阔时节"，即傈僳族的"新年"，是傈僳族最隆重的传统节日。节日期间，一般都要酿制水酒、杀鸡宰猪、舂粑粑，准备各种丰盛的食品。还要采折与全家男人人数相同的松树枝插在门口，寓寄祛疾除病，幸福吉祥。除夕之夜要吃团圆饭。即使有人身在他乡，家人也要为他留出席位、摆设碗筷。有的地方，从除夕开始，禁止到别人家里去，即使是分了家的父子兄弟也不能往来，直到初三后才解除限制。多数地方从初一开始，人们便聚集在晒场或开阔地，开展对歌、跳舞、荡秋千、射弩比赛等丰富多彩的文体娱乐活动。怒江地区的傈僳族同胞有的还要前往泸水县登埂澡塘参加"澡塘赛歌会"活动。"澡塘赛歌会"又称"春浴节"，春节期间，人们带着年食、行李在离温泉不远的地方搭起竹棚，或找岩洞歇宿。在温泉住上三五天，进行沐浴。温泉分上池和下池，一般情况下男子在上池，妇女在下池，但距离较远。有的每天洗五六次，他们认为只有反复洗浴，才能消除疾病，增强免疫力，才能有充沛的精力投入新的一年的劳动生产。

第四节　傈僳族生活禁忌与养生

"禁忌"是人类文化学研究中的一个重要范畴，也是人类社会特有的文化现象，在学术界统称为"塔布"。傈僳族的生活"禁忌"内容也一定程度地反映了傈僳族人民对养生保健及医学的认识。这些"禁忌"如睡前禁饮茶或咖啡、禁止打针后饮酒、空腹忌听音乐、吃饭禁听打击乐、生气忌听摇滚曲等。

傈僳族与疾病有关的禁忌：（1）对人不能翻白眼，瞅了眼睛会红肿，会生疔。（2）小孩不要随便摸老人的头，更不能翻弄大人的箭包、挎包，摸了手指会肿痛。（3）小孩不要在路中间拉屎尿，拉了得罪大路鬼、小路鬼，会生病。（4）祭鬼时，肉未吃完，旁人不能进屋，否则认为对病人不利。（5）生孩子时10～18天内老人如要进屋，必须脱鞋，更

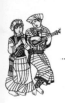
不能带弩弓进屋，否则认为触犯鬼神，使孩子生病，远道而来的人更不能进屋。（6）堂屋里的铁三角架是煮饭、烧水时作架锅用的，平时不准随意移动，更不能用脚去踩，还禁止在上面烘烤湿鞋等物，不然会触犯火塘鬼，使家人得病。（7）当天吃的粮食必须在每天上午舂好，认为要是吃了下午或晚上舂的粮食就容易得病。

第五节　傈僳族传统体育文化与养身保健

傈僳族传统体育文化是傈僳族人民在长期历史发展中形成的，反映了人们的生活、生产、宗教、民俗等，节日里的体育活动也成了傈僳族历史文化的重要表现窗口。

傈僳族先民在为生存而顽强抗争的漫漫历史长河中，不断发挥着自己的智慧和力量。弩和毒箭的发明创制、应用，为傈僳族先民战胜豺狼虎豹和自身的生存、发展起到了决定性的作用。傈僳族有一句俗话："拉不开弓的就不算男子。"弩弓和箭也是傈僳族男子的标志和随身之物。由此可见射弩在其生产生活中的地位。明《景泰云南图书志》卷四有"有名傈僳者……常带药箭弓弩，猎取禽兽"。傈僳族在历史上还有"尤善弩，每令其妇负小盾前行，自后射之，中盾而不伤妇"的称颂。它反映了傈僳族先民在15世纪就已经使用劲弩毒矢，猎取禽兽度日。

"留索"和"猪槽船"是傈僳族先民征服山川的重要交通工具。由于地理环境的因素，造成道路交通极为不便，迫于生存的傈僳族人必须具备爬山、涉水、过溜索、划独木舟的技能。

傈僳族体育文化来源于军事战争，射弩、游泳、投掷、砍竹竿、摔跤、武术等活动也就成为人们平日练兵的重要内容。随着社会的发展，今天这些活动已经失去了其军事价值，而成为了人们喜爱的传统体育项目。

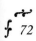

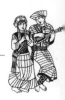

第五章　傈僳族常用药物

　　由于傈僳族人民所居住的得天独厚的自然环境条件，加上交通不便，经济文化相对封闭，使得他们在长期的生产、生活、生存和与疾病作斗争的过程中，不断积累了丰富的药物知识，构成了他们世世代代赖以健康生存和繁衍的物质基础，是人类口头和非物质文化遗产的重要组成部分。

　　我们查阅了《云南民族药志》一卷、二卷，《云南省志·医药志》，《中国民族药志》一卷、二卷、三卷，《云南药品标准（1974）》，傈僳族相关研究论文等，对傈僳族医药文献进行整理，从中梳理出标注有中文药名、拉丁名和傈僳族药名，又有用法、用量、药用部位以及傈僳族用药经验的有225种。

一、一炷香

【傈僳族药名】莫狂闷

【来源】本品为茜草科植物一炷香 Anotis ingrata (Wall.) Hook.f.的全草。夏、秋采收。

　　傈僳族：用全草。苦，凉，有小毒。清热解毒，止血。用于肺炎、阑尾炎；外用于创伤出血，关节扭伤，疮毒。用量3～9g，水煎服；外用适量，捣烂敷患处。

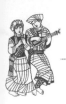

二、千里光

【傈僳族药名】木把莫、千里光、美卡西歪

【来源】本品为菊科植物千里光Senecio scandens Buch. -Ham. ex D. Don的干燥地上部分。秋季枝叶茂盛、花将开放时采割，晒干。

傈僳族：用全株。苦、辛，凉。清热解毒，凉血消肿，清肝明目。用于上呼吸道感染，扁桃体炎，咽喉炎，肺炎，眼结膜炎，痢疾，肠炎，阑尾炎，急性淋巴管炎，丹毒，疖肿，湿疹，过敏性皮炎，痔疮。用量9～15g，水煎服。外用鲜药煎水洗患处或敷患处。

三、千金子

【傈僳族药名】质多义莫

【来源】本品为大戟科植物续随子Euphorbia lathyris L.的种子。南方7月中、下旬，北方8～9月上旬，待果实变黑褐色时采收，晒干，脱粒，扬净，再晒至全干。

傈僳族：用种子。辛，温；有毒。逐水消肿，破瘀杀虫。用于水肿胀满，痰饮宿滞，癥瘕积聚，破瘀杀虫，闭经，疥癣疮毒，蛇伤，疣赘。千金子用量1～2g，千金子霜0.5～1g，入丸、散剂，内服或研敷。

四、土一枝蒿

【傈僳族药名】挂布义狂

【来源】本品为菊科植物云南蓍Achillea wilsoniana Heimerl ex Hand. -Mazz的全草。夏、秋季采收，鲜用或切段晒干。

傈僳族：用全草。辛、苦，平，有小毒。消肿，止血止痛。用于风湿疼痛，牙痛，经闭腹痛，胃痛，肠炎，痢疾。用量3～9g，水煎服；或研粉吞服0.3～0.5g。外用于毒蛇咬伤，肿毒，跌打损伤，外伤出血。外用适量，全草鲜品捣烂敷患处。

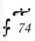

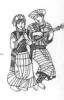

五、土牛膝

【傈僳族药名】莫诺罗然

【来源】本品为苋科牛膝属植物土牛膝Achyranthes aspera L.，以根（土牛膝）或全草（倒扣草）入药。夏、秋才收，除去茎叶，将根晒干，即为土牛膝；若将全草晒干则为倒扣草。

傈僳族：用全草。微苦，凉。清热解毒，利尿。用于感冒发热，扁桃体炎，白喉，风湿性关节炎，尿道结石。用量15～30g，水煎服。

六、土黄芪

【傈僳族药名】跛跛神

【来源】为锦葵科植物野葵Malva verticillata L.及冬葵Malva crispa L.的嫩苗或叶。夏、秋季采收，鲜用。

傈僳族：用根、叶、子。甘，寒，温。利尿下乳，润肠通便，清热利湿。用于结石，乳汁不通，黄疸型肝炎，大便干燥。用量10～15g，水煎服。

七、大瓦韦

【傈僳族药名】四逮俄

【来源】本品为水龙骨科植物大瓦韦Lepisorus macrosphaerus（Bak.）Ching的全草。全年均可采收，洗净，晒干。

傈僳族：用全草。苦，凉。清热解毒，除湿利尿。用于小便短赤，膨胀，便秘，血崩。用量10g，水煎服，外用鲜草捣敷。

八、大红袍（锈钉子）

【傈僳族药名】阿采莫依左、希安维巴腊子

【来源】本品为蝶形花科毛杭子梢属毛杭子梢毛杭子梢

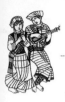
Campylotropis hirtella (Franch.) Schindl.的根。

傈僳族：用根，微苦、涩，温。调经活血，止痛，收敛。用于闭经、痛经、白带，胃痛。用量25～50g，水煎服。黄水疮、烧烫伤外用适量。鲜根烤汁搽患处。

九、大将军（密毛山梗菜）

【傈僳族药名】布鲁兹、不理兰

【来源】本品为桔梗科植物密毛山梗菜Lobelia clavata E.Wimm的根和叶。夏、秋季采根，抖去泥土，用童便浸泡3天后取出，洗净切片，晒干；叶用鲜品。

傈僳族：用其新鲜植株上的白色乳汁，点于用锋利竹片划至真皮的颈窝部，治头痛、感冒、胸闷呕恶。同属植物紫燕草L.hybrida C.Y.Wu、野烟L.seguinii Levl.et Van.、红雪柳L.taliensis Diels有同类使用价值。

十、大麻

【傈僳族药名】孜失鸡色、质

【来源】本品为大麻科大麻属大麻Cannabis sativa L.

傈僳族：用种子。甘，平。润燥，滑肠，通淋，活血。用于肠燥便秘，消渴，热淋，风痹，痢疾，月经不调，疥疮，癣癞。用量9～15g，水煎服。

十一、女贞子

【傈僳族药名】辣加兰、你珍紫

【来源】本品为木犀科植物女贞Ligustrum lucidum Ait.的果实，采制11～12月采收成熟果实，晒干。

傈僳族：用果实。苦，平。滋补肝肾，乌发明目。用于肝肾阴

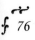

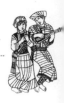

虚，头晕目眩，头发早白。用量15～20g，水煎服。外用适量。

十二、小三颗针

【傈僳族药名】三曲马此、坑布

【来源】本品为双子叶植物药小檗科金花小檗Berberis wilsonae Hemsl的根。

傈僳族：用根。苦，寒。清热解毒，消炎。用于吐血劳伤，跌打损伤，疮疡肿毒，咽喉肿痛，扁桃体炎，结膜炎。用量5～15g，水煎服；外用适量，研粉调敷。

十三、小红参

【傈僳族药名】百家乳玉

【来源】茜草科植物小红参 Rubia yunnanensis（Franch.）Dielsde根及根茎。秋、冬季采挖，洗净，晒干。

傈僳族：用根。活血补血，祛风除湿。用于头晕，失眠，肺结核，风湿，跌打损伤，月经不调，吐血。3～30g泡酒（500g泡60g），每服10毫升，1日3次；水煎服，3～9g；外用研磨调敷。

十四、小茴香

【傈僳族药名】同质汉俄、胡及怂

【来源】本品为伞形科茴香属茴香Foeniculum vuglare Mill.

傈僳族：用全草、根、种子。辛，温。行气止痛，健胃散寒。种子：调味理气。用于胃寒痛，少腹冷痛，痛经，疝气痛，睾丸鞘膜积液，血吸虫病。用量5～15g，水煎服。

十五、山玉兰

【傈僳族药名】米九兰、甲咪纳巴

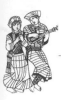

【来源】本品为木兰科木兰属植物山玉兰Magnolia delavayi Franch.，以树皮和花（或花蕾）入药。春夏采花（或花蕾）和树皮，晒干。

僳僳族：用树皮，花。树皮：苦、辛，温，温中理气，健脾利湿。花：苦、辛，平。宣肺止咳。树皮用于消化不良，慢性胃炎，呕吐，腹痛，腹胀。花用于鼻炎，鼻窦炎，支气管炎，咳嗽。用量15～25g，水煎服。

十六、山珠半夏

【僳僳族药名】泥欠补兰

【来源】本品为天南星科植物山珠半夏Arisaema yunnanense Buchet的块茎。

僳僳族：用块茎。苦、辛，温，有毒。祛风定惊，化痰散结。用于面神经麻痹，半身不遂，小儿惊风，破伤风，癫痫。用量2～4.5g，水煎服。

十七、山慈姑

【僳僳族药名】害必

【来源】本品为兰科独蒜兰属植物云南独蒜兰Pleione yunnanensis Rolfe的干燥假鳞茎。夏、秋二季采挖，除去地上部分及泥沙，分开大小置沸水锅中蒸煮至透心，干燥。

僳僳族：用块茎。甘、微辛，寒，有小毒。清热解毒，消肿散瘀。用于痈疽疔肿，硅沉着病，肺结核，外伤出血。用量4～7.5g，水煎服。外用适量捣烂或醋抹涂患处。

十八、山稗子

【僳僳族药名】尼阿恰贝、年达纳

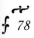

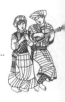

【来源】本品为双子叶植物药莎草科植物山稗子Carex baccans Nees 的果实、根或全草。秋季采收，洗净，晒干。

傈僳族：用根、种子、全草。苦、涩，凉。根调经止血。用于鼻衄，月经过多，产后出血。种子甘、辛、平。透疹止咳，补中利水。用于麻疹，水痘，百日咳，脱肛，浮肿。用量50～100g，水煎服。全草兼具根与种子之功用，用量25～40g，水煎服。

十九、川贝母

【傈僳族药名】贝门

【来源】本品为百合科贝母属川贝母 Fritillaria cirrhosa D. Don

傈僳族：用鳞茎。甘、苦，平。清热润肺，止咳化痰，散结。用于虚劳咳嗽，吐痰咔血，心胸郁结，肺痈，瘿瘤，瘰疬，乳痈。用量5～15g，水煎服或研末吞服。

二十、川芎

【傈僳族药名】迪恒马

【来源】本品为伞形科植物川芎Ligusticum chuanxiong Hort.的干燥根茎。夏季当茎上的节盘显著突出，并略带紫色时采挖，除去泥沙，晒后炕干，再去须根。

傈僳族：用根茎。辛、温。活血行气，散风止痛。用于月经痛，月经不调，经闭腹痛，胸肋胀痛，风寒湿痹，冠心病，心绞痛，头晕，头痛，痉挛，半身不遂。用量3～9g，水煎服。

二十一、马尾连

【傈僳族药名】阿耐耶扒这、阿摸希希

【来源】毛茛科植物金丝马尾黄连Thalictrum

glandulosissimum(Fin. et Gagn.)W. T. Wang et S. H. Wang的根和根茎。

傈僳族：用根及根茎。主治腹泻，痢疾，眼赤痛。5～15g，煎服或煎洗眼部。

二十二、马桑

【傈僳族药名】几子

【来源】本品为马桑科马桑属植物马桑Coriaria sinica Maxim.，以根、叶入药。根冬季采挖，刮去外皮，晒干；叶夏季采，晒干。

傈僳族：用根、叶。苦、辛，寒，有剧毒。祛风除湿，镇痛，杀虫。用于淋巴结结核，牙痛，跌打损伤，风湿关节痛，外用于头癣，湿疹。用量0.5g，水煎服。外用适量。

二十三、马蹄香

【傈僳族药名】怒机己、图巴枚枝

【来源】本品为败酱科植物心叶缬草Valeriana jatamansii Jones的根茎。

傈僳族：根茎及根用于腹胀，消化不良。

二十四、马鞭草

【傈僳族药名】亨色窝、阿约驱敏、莫九西

【来源】为马鞭草科植物马鞭草Verbena officinalis L.的地上部分。

傈僳族：用全草。苦，微寒。清热解毒，截疟杀虫，利尿消肿，通经散瘀。用于外感发热，湿热黄疸，水肿，痢疾，疟疾，白喉，喉痹，淋病，经闭，牙疳，癥瘕，痈肿疮毒。用量15～30g，水煎服；外用适量，鲜品捣烂敷患处。

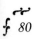

二十五、云南红景天

【傈僳族药名】明勒石

【来源】本品为景天科红景天属云南红景天 Rhodiola yunnanensis (Franch.) S. H. Fu。

傈僳族：用全草。微苦、涩，平。接筋骨，除风湿，解毒消肿。外用于骨折，风湿关节痛，乳腺炎，疔疮。鲜草适量，捣烂敷患处。

二十六、云南松

【傈僳族药名】同纽同神

【来源】本品为松科松属云南松 Pinus yunnanensis Franch。

傈僳族：用松节、松尖、松脂。松节酸，平。松尖苦、微涩，微寒。松脂苦，温。舒筋止痛，除风胜湿。松节、松尖水煎或泡酒，用于风湿疼痛，跌打损伤。松节水煎服，用于烧伤、白带。松尖水煎，加酒，用于淋证。松脂研末，搽患处，用于疥癞疮。用量15～30g。

二十七、升麻

【傈僳族药名】土堵子

【来源】本品为毛茛科升麻属植物升麻 Cimicifuga foetida L. 的干燥根茎。秋季采挖，除去泥沙，晒至须根干时，燎去或除去须根，晒干。

傈僳族：用根茎。微甘、苦，微寒。发表透疹，清热解毒，升提中气。用于风热头痛，齿龈肿痛，咽痛口疮，麻疹不透，胃下垂，久泻，脱肛，子宫脱落。用量5～15g，水煎服。

二十八、天名精

【傈僳族药名】阿金莫

【来源】本品为菊科天名精属天名精 Carpesium abrotannoides L.。

傈僳族：用全草、果实。苦、辛，平，有小毒。消炎杀虫，清热解毒，除湿消毒。用于蛔虫病，蛲虫病，绦虫病，虫积腹痛，乳娥喉痹，疟疾，急性惊风，血淋，疔肿疮毒。用量9～15g，水煎服。果实为鹤虱，杀虫效佳。

二十九、木芙蓉

【傈僳族药名】本维子

【来源】本品为锦葵科木槿属木芙蓉Hibiscus mutabilis Linn.。

傈僳族：用花、叶、根。微辛、凉。清热解毒，消肿排脓，凉血止血。用于肺热咳嗽，月经过多，白带。外用于痈肿疮疖，乳腺炎，腮腺炎，跌打损伤。用量15～25g，水煎服。外用适量。

三十、木香马兜铃

【傈僳族药名】捏妞香、阿恰子

【来源】马兜铃科植物木香马兜铃Aristolochia moupinensis Franch.的茎或根茎。

傈僳族：用叶。夏、秋采收，鲜用或晒干。主治乳腺炎，鲜叶捣烂或干粉调水敷。

三十一、木棉

【傈僳族药名】车柒华

【来源】本品为木棉科木棉属植物木棉Bombax malabaricum DC.，以花、树皮和根入药。春季采花，晒干或阴干；夏、秋剥取树皮，春、秋采根，洗净切片晒干。

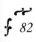

傈僳族：用花、树皮、根。花用于肠炎，痢疾；树皮用于风湿痹痛，跌打损伤；根用于胃痛。用量10～25g，水煎或泡酒服。

三十二、木紫株

【傈僳族药名】腻本子

【来源】本品为马鞭草科紫珠属木紫珠Callicarpa arborea Roxb. 的根、叶。

傈僳族：用根、叶。苦，平。散瘀止血，消肿止痛。用于外伤止血，鼻衄，消化道出血及妇女崩漏。用量25～50g，水煎服。外用适量研末撒患处。

三十三、木槿花

【傈僳族药名】尔补子

【来源】本品为锦葵科植物木槿 Hibiscus syriacus L. 的花。

傈僳族：用花。甘，平。清热凉血，解毒消肿。用于痢疾，痔疮出血，白带。外用于疮疖肿。用量10～20g，水煎服，外用适量。

三十四、木蝴蝶

【傈僳族药名】莫罗拉寡子

【来源】本品为紫葳科植物木蝴蝶Oroxylum indicum （L.）Vent.的干燥成熟种子。秋、冬二季采收成熟果实，曝晒至果实开裂，取出种子，晒干。

傈僳族：用种子。苦、甘，凉。润肺，舒肝，和胃，生肌。用于咳嗽，喉痹，音哑，肝胃气痛，疮口不敛。用量5～15g，水煎服。

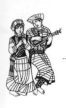
三十五、毛丁白头翁

【傈僳族药名】毛大丁草

【来源】本品为菊科大丁草属植物毛大丁草Gerbera piloselloides(Linn.)Cass.的干燥全草。春、夏季开花后，拔起全株，抖净泥沙，晒干。

傈僳族：用全草。苦、辛，平。用于赤白痢，小儿疳积，咳嗽，胃痛，腹胀。用量10～15g，水煎服，日服二次。

三十六、毛果算盘子

【傈僳族药名】则勒

【来源】本品为大戟科算盘子属植物毛果算盘子Glochidion eriocarpum Champ.，以根及叶入药。根全年可采，洗净切片晒干。叶夏秋采集，晒干或鲜用。

傈僳族：用根、叶。消炎解毒，收敛固脱，祛风消肿。用于风湿骨痛，跌打肿痛。脱肛，子宫下垂，白带，泄泻，肝炎。用量3～12g。

三十七、水红木

【傈僳族药名】阿达休子

【来源】本品为忍冬科荚蒾属水红木 Viburnum cylindricum Buch-Ham. ex D. Don。

傈僳族：用根、叶、花。苦，凉。叶：清热解毒；根：祛风活络；花：润肺止咳。用于痢疾，急性肠炎，尿路感染，皮肤瘙痒，跌打损伤，风湿筋骨痛，肺燥咳嗽。用量15～25g，水煎服或泡酒吃。

三十八、水菖蒲

【傈僳族药名】西质努

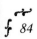

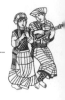

【来源】本品为天南星科植物菖蒲属菖蒲Acorus calamus L.的根茎。栽种2年后即可采收。全年均可采收，但以8～9月采挖者良。挖取根茎后，洗净泥沙，去除须根，晒干。

傈僳族：用根茎。苦、辛，温。化痰，开窍，健脾，利湿。用于癫痫，惊悸健忘，神志不清，湿滞痞胀，泄泻痢疾，风湿疼痛，痈肿疮疥。用量5～10g，水煎服。外用适量，水煎洗。

三十九、水晶兰

【傈僳族药名】王念哪跟

【来源】本品为鹿蹄草科水晶兰属水晶兰Monotropa uniflora L.。

傈僳族：用全草。微咸，平。补虚止咳。用于肺虚咳嗽。用量10～15g，水煎服。

四十、火筒树

【傈僳族药名】纳帕奥南、真马门

【来源】本品为葡萄科植物火筒树Leea indica（Burm.f.）Merr.的根、叶。秋、冬季挖根，洗净；切片，晒干；叶全年或夏、秋季采集，鲜用或晒干。

傈僳族：根茎煎服，治腮腺炎。

四十一、牛至

【傈僳族药名】相如

【来源】本品为唇形科植物牛至Origanum vulgare L.的全草。采收和储藏，7～8月开花前割起地上部分，或将全草连根拔起，抖净泥沙，鲜用或扎把晒干。

傈僳族：用全草，治感冒发热。用量10～15g，水煎服。

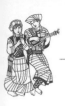

四十二、牛蒡

【傈僳族药名】莫若罗、阿额何贾姐、母挎喇

【来源】本品为菊科牛蒡属牛蒡 Arctium lappa L。秋季采挖，干燥或鲜用。

傈僳族：用种子、根。辛、苦，寒。种子：疏风散热，宣肺透疹，散结解毒。根：清热解毒，疏风利尿。主要治咳嗽，小腹疼痛，肾炎，膀胱炎，体弱。干品 20～40g，鲜品 60～150g，水煎服或炖肉服。

四十三、车前草

【傈僳族药名】布靴娥、钦娥、哈拿布、母讷。

【来源】本品为车前科多年生草本。

傈僳族：用全草。主治痢疾，小便短赤。用鲜品 30～60g，煎服。

四十四、长松萝

【傈僳族药名】斯比里

【来源】本品为松萝科松萝属植物节松萝（女萝、接筋草）Usnea diffracta Vain. 或长松萝（蜈蚣松萝、天蓬草）U. longissima Ach.，以地衣体（叶状体）入药。全年可采，去杂质，晒干备用。

傈僳族：研末吞服，治高山反应引起的不适。

四十五、长春花

【傈僳族药名】日日新

【来源】本品为夹竹桃科长春花属植物长春花 Catharanthus roseus (L.)G.Don 的全草。全年可采，晒干或鲜用。

傈僳族：用全草。微苦，凉，有毒。抗癌，降压。用于急性淋巴细胞性白血病，高血压。用量 5～10g，水煎服。

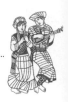

四十六、冬葵

【傈僳族药名】模陋陋

【来源】本品为锦葵科植物冬葵Malva crispa L.的根或种子。

傈僳族：用根，秋季采挖，鲜用或干燥后用。用于身体虚弱，根15～30g（鲜品60g）煎服；治刀伤以鲜品捣碎敷用。用种子，秋季采收，干燥，治口舌干燥，口渴。10～20g粗粉，水煎服。

四十七、叶下珠

【傈僳族药名】阿钱莫

【来源】本品为大戟科叶下珠属叶下珠 Phyllanthus urinaria. L.， 以全草入药。夏秋采集全草，去杂质，晒干。

傈僳族：用全草。甘、苦，平。平肝清热，利水解毒。用于肠炎，痢疾，传染性肝炎，肾炎水肿，尿路感染，小儿疳积，火眼目翳，口疮头疮，无名肿毒。用量15～30g，煎汤内服或捣敷。

四十八、白英

【傈僳族药名】阿母悉哪洗

【来源】本品为茄科植物白英Solanum lyratum Thunb.的全草。

傈僳族：用全草。祛风止痛。用于风火牙痛。用量15～25g，煎服。

四十九、白扁豆

【傈僳族药名】夺耙

【来源】本品为蝶形花科扁豆属扁豆 Lablab purpureus(L.) Sweet.。

傈僳族：用种子。甘，微温。和胃化湿，健脾止泻。用于脾虚腹泻，恶心呕吐，食欲不振，白带等。用量10～20g，水煎服。

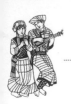
五十、白薇

【傈僳族药名】哪波莫

【来源】本品为萝{摩}科鹅绒藤属植物白薇Cynanchum atratum Bunge.的干燥根及根茎。春、秋二季采挖，洗净，干燥。

傈僳族：用根。苦、咸，寒。清热，凉血。用于阴虚潮热、低热不退、尿路感染。用量10～20g，水煎服。

五十一、石龙芮

【傈僳族药名】打果里莫

【来源】本品为毛茛科毛茛属石龙芮Ranunculus sceleratus L.。

傈僳族：用全草。苦，寒，有毒。消肿，拔毒，散结，截疟。用于淋巴结结核，疟疾，痈肿，蛇咬伤，慢性下肢溃疡。

五十二、石胆草

【傈僳族药名】亚挤莫

【来源】本品为苦苣苔科珊瑚苣苔属植物石胆草Corallodiscus flabellatus(craib) B.L.Burtt的全草。秋、冬采收。

傈僳族：用全草，辛、苦，寒。活血，祛湿，止血生肌，止痛。用于月经不调，白带过多，心悸，心口痛，湿热痹证，小儿疳积。用量15～25g，水煎服。外用于刀伤，疮痈，顽癣。适量捣敷或研末撒于患处。

五十三、石胡荽

【傈僳族药名】雅汉奶莫、峨布石草

【来源】本品为菊科胡荽属石胡荽 Centipeda minima(L.)A.Br.

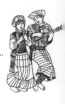

et Aschers。夏、秋二季花开时采收，洗去泥沙，晒干。

傈僳族：用全草。微苦，平。祛风，散寒，胜湿，镇惊，止咳。用于感冒，寒哮，喉痹，百日咳，小儿慢惊风，痧气腹痛，疟疾，目翳涩痒。用量4～9g，水煎服。

五十四、石莲子

【傈僳族药名】阿莱奥戈洛

【来源】本品为豆科云实属植物喙荚云实（南蛇簕）Caesalpinia minax Hance的干燥成熟种子，8～9月间采成熟果实，敲破，除去果壳，取出种子，晒干。

傈僳族：用于创伤与毒蛇咬伤，在创口周围用本品种仁捣烂外敷。

五十五、石菖蒲

【傈僳族药名】卡卜麦吉

【来源】本品为天南星科菖蒲属植物金钱蒲Acorus gramineus Soland.的根茎。

傈僳族：用根茎。用于感冒，腹胀，消肿利水。用量10～15g，水煎服。

五十六、石椒草

【傈僳族药名】阿歪折撰

【来源】芸香科植物石椒草Boenninghausenia sessilicarpa Lévl.的全草。秋季割取全草，洗净切段晒干。

傈僳族：用全草。主治流行性感冒，瘀肿，胃胀痛。用量10～15g，煎服。外用治干疮，皮肤过敏，煎洗。

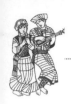

五十七、龙眼

【傈僳族药名】等铃他

【来源】本品为无患子科龙眼属龙眼Dimocarpus longan Lour的假种皮。7～10月果实成熟时采摘，烘干或晒干，剥去果皮，取其假种皮。或将果实入开水中煮10分钟，捞出摊放，使水分散失，再烤一昼夜，然后剥取假种皮，晒干。

傈僳族：用果、根、叶。根：微苦，平。利湿，通络。用于丝虫病，乳糜尿症，白带等。用量6～15g，单味水煎服或配方用。叶：微苦，平。清热解毒，解表利湿，用于流行性感冒，肠炎。果皮：甘，平。补心，补脾，养血安神。用于体虚，健忘症，心悸，眼花，失眠等症。种子：微苦、涩，平。利湿，通络，止血，止痛。

五十八、龙葵

【傈僳族药名】海俄乃、龙昆

【来源】茄科茄属龙葵 Solanum nigrum L.的地上部分，以全草入药。夏秋采收，鲜用或晒干。

傈僳族：用全草。苦，寒。清热，解毒，活血，消肿。用于疗疮，痈肿，丹毒，跌打损伤，慢性气管炎，急性肾炎。用量3～9g，水煎服。外用适量捣敷或煎水洗。

五十九、光素馨

【傈僳族药名】你很波

【来源】木樨科素馨属光素馨 Jasminum subhumile W.W.Smith var.glabricymosum （W.W.Smith）P.Y.Bai的根和叶。四季可采。晒干或鲜用。

傈僳族：用根。苦、辛，平。祛风除湿，行血止痛。用于风湿性关节炎，腰痛，跌打，外伤出血。用量10～15g，水煎服。外用适量。

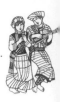

六十、全缘叶绿绒蒿

【傈僳族药名】莫拉火

【来源】本品为罂粟科绿绒蒿属全缘叶绿绒Meconopsis integrifolia (Maxim.) Franch. Meconopsis integrifolia (Maxim.) Franch.。

傈僳族：用全草。苦、酸、涩，寒，有毒。清热利湿，镇咳平喘。用于肺炎，湿热，黄疸，皮肤病，头痛，白带，痛经，肠胃炎，湿热，水肿，伤口久不愈合。花：退热催吐，消炎。用量3～6g，水煎服。

六十一、华山松

【傈僳族药名】土刷

【来源】本品为松科松属华山松 Pinus armandi Franch.。

傈僳族：用树干生病后长出的瘤状物（松节）、种仁（松子仁）、花粉、松针。松节用于风湿性关节痛，腰腿痛，转筋挛急，鹤膝风，跌打肿痛。种仁用于肺燥咳嗽，习惯性便秘。花粉用于胃、十二指肠溃疡，中耳炎，鼻炎，外伤出血，湿疹，皮肤溃疡。松针用于流行性感冒，风湿性关节炎，眼盲症，高血压，神经衰弱。用量15～30g，水煎服。松脂适量，研末擦患处，用于疥癞疮。

六十二、合欢

【傈僳族药名】者偈子

【来源】本品为含羞草科合欢属植物合欢Albizia julibrissin Durazz. 的干燥树皮。夏、秋二季剥取，晒干。

傈僳族：用树皮。甘，平。安神解郁，和血止痛。用于心神不安，失眠，肺脓疡，咯脓痰，筋骨损伤，痈疽脓肿。用量4.5～9g，水煎服或入丸、散剂内服。外伤研末调敷。

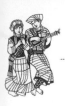

六十三、吉祥草

【傈僳族药名】九节草

【来源】为百合科植物吉祥草的全草。

傈僳族：用全草。主治风湿、劳伤、筋骨损伤、痛经、白带。9～15g，煎服或兼外用。

六十四、多花蒿

【傈僳族药名】伊夸

【来源】本品为菊科植物多花蒿Artemisia myriantha Wall.的全草。采收和储藏：夏季采收，洗净，切段，晒干。

傈僳族：用其鲜品加适量水捣烂，先用汁水滴于创口上，再行外敷，用于外伤止血。同属植物粗壮蒿A.robusta(Pamn.)Y.Ling et Y.R.Ling Comb.nov.有同样疗效。

六十五、尖子木

【傈僳族药名】比比质

【来源】本品为野牡丹科尖子木属尖子木Oxyspora paniculata (Don) DC.，以全株入药。

傈僳族：用全株。甘、微涩，平。清热解毒，利湿。用于痢疾，疔疮，腹泻。用量10～20g，水煎服。

六十六、灰毛风铃草

【傈僳族药名】江参

【来源】本品为桔梗科风铃草属灰毛风铃草Campanula cana Wall.。

傈僳族：根茎入药。补虚益损，治小儿疳积，老年虚损。炖鸡蛋服。

六十七、百花树

【傈僳族药名】败花

【来源】本品为苏木科羊蹄甲属白花羊蹄甲 Bauhinia variegate L.。

傈僳族：用根、树皮、花。苦、涩，平。消炎止血，健脾燥湿，润肺止咳。用于咯血，消化不良，咳嗽，肺炎，肝炎。用量15～25g，水煎服。

六十八、竹叶椒

【傈僳族药名】贼

【来源】本品为芸香科植物花椒属竹叶椒Zanthoxylum planispinum Sieb. Et Zucc.的果实。

傈僳族：用果实。辛，温。温中，散寒止痛，驱虫。用于胃寒吞酸，蛔虫腹痛，风火牙痛，湿疹。用量6～9g，研粉内服或配方用。

六十九、竹节参

【傈僳族药名】马初起

【来源】本品为五加科人参属竹节参Panax japonicus C.A.Mey.的干燥根茎。秋季采挖，除去主根及外皮，干燥。其根状茎称"竹节参"，块根称"明七"或"白三七"。叶称"七叶子"。

傈僳族：用根、茎。甘、微苦，温。滋补强壮，散瘀止痛，止血，止咳，化痰。用于病后虚弱，精神不佳，肺结核咯血，衄血，妇女闭经，产后血瘀腹痛，跌打损伤。用量3～9g，水煎服。单味用药或配方用药均可。

七十、红花月见草

【傈僳族药名】好实俄

【来源】本品为柳叶菜科月见草属粉花月见草 Oenothera rosea Ie Her. ex Ait.

傈僳族：用根。甘、淡。强筋骨，祛风除湿。用于风湿病，筋骨疼痛。用量15~20g，水煎服。

七十一、红花龙胆

【傈僳族药名】窝堵子兰莫

【来源】本品为龙胆科龙胆属植物红花龙胆Gentiana rhodantha Franch.，以根及全草入药。冬季采收，洗净，鲜用或晒干备用。

傈僳族：用全草、根。苦，寒。清热利湿，凉血解毒。用于热咳痨咳，痰中带血，火眼，黄疸，痢疾，胃痛，便血，产褥热，小儿惊风，疳积，疔疮，烫伤。用量9~15g，水煎服，外用适量捣烂外敷或水煎浓缩涂患处。

七十二、红姜

【傈僳族药名】岩陀

【来源】本品为虎耳草科鬼灯檠属羽叶鬼灯檠 Rodgersia pinnata Franch.。

傈僳族：用根茎。用于肠炎，痢疾，感冒，风湿。用量9~15g，水煎服或外用捣敷。

七十三、红紫珠

【傈僳族药名】腻本马子

【来源】本品为马鞭草科紫珠属狭叶红紫珠 Callicarpa rubella Lindl. f. angustata pei。

傈僳族：用全草。用于跌打，接骨，疔疮，吐血，尿血，外伤出血。用量10~15g，水煎服。外用适量研细粉散敷患处。

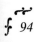

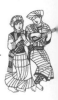

七十四、羊耳菊

【傈僳族药名】嘎拔

【来源】菊科植物羊耳菊 Inula cappa (Buch.-Ham.)DC. 的根或全株。夏、秋采割全草，春、秋挖根，洗净鲜用或晒干。

傈僳族：用叶。主治疮疖。适量，捣烂外敷。

七十五、耳草

【傈僳族药名】哪紧莫

【来源】本品为茜草科耳草属植物耳草Hedyotis auricularia L.的全草。全年可采，洗净，鲜用或晒干。

傈僳族：用全草。苦，凉。清热解毒，凉血消肿。用于感冒发热，肺热咳嗽，喉痛，结膜炎，肠炎。用量15～20g，水煎服。

七十六、血满草

【傈僳族药名】塞拉喔

【来源】本品为忍冬科接骨木属血满草 Sambucus adnata Wall. 的全草或根皮。夏、秋季采收，鲜用或晒干。

傈僳族：用全草、根。辛、涩，温。活血散瘀，祛风湿，利尿。用于风湿性关节炎，慢性腰腿痛，扭伤瘀血肿痛，外用于骨折，跌打损伤。用量15～20g，水煎服。外用适量。

七十七、防风

【傈僳族药名】防风

【来源】伞形科防风属防风 Saposhnikovia divaricata(Turcz) Schischk. 的干燥根。

傈僳族：用根。辛、甘，温。发汗解表，祛风湿。用于风寒感

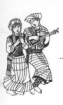

冒，头痛，无汗，偏头痛。用量3～9g，水煎服。

七十八、阴地蕨

【傈僳族药名】搭乌吗嘎

【来源】阴地蕨科植物阴地蕨 Botrychium ternatum(Thunb.) Sw.的全草。冬季或春季采收，连根挖取，洗净晒干。

傈僳族：用全草。主治咳嗽（用10～15g，煎服），妇女小腹疼痛，疝肿(用10～15g，炖瘦肉服)，毒蛇咬伤（用20～25g，煎服，并用鲜品捣敷或干品调水敷患处）。

七十九、两头毛

【傈僳族药名】莫拉鸡

【来源】本品为紫葳科角蒿属两头毛Incarvillea arguta (Royle) Royle.。

傈僳族：用全草、根茎。苦，凉。祛风除湿，消炎止痛，活血散瘀。用于风湿骨痛，月经不调；外用于痈肿，骨折。用量15～20g，水煎服。外用鲜品适量，捣烂敷患处。

八十、丽江一支箭

【傈僳族药名】考津

【来源】本品为菊科植物芜菁还阳参Crepis napifera (Franch.) Babc.的根或全草。

傈僳族：根用于腹胀，腹痛（研末服）。

八十一、含羞草

【傈僳族药名】捏慈莫、莫香朵

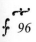

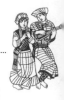

【来源】本品为豆科含羞草属植物含羞草Mimosa pudica L.的全草。夏秋采，去净杂草，洗净，切段，晒干或鲜用。

傈僳族：用全草。甘、涩，凉，有小毒。清热利尿，安神止痛，化痰止咳，消积。用于感冒，肠炎，胃炎，失眠，小儿疳积，目热肿痛，带状疱疹。用量5～15g，水煎服。外用适量。

八十二、忍冬

【傈僳族药名】来玫抓欱阶

【来源】本品为忍冬、红腺忍冬或毛花柱忍冬的干燥花蕾或带初开的花。

傈僳族：用花。主治发热、喉痛、尿路感染。5～10g，沸水浸当茶饮，1天2～3次。

八十三、旱前胡

【傈僳族药名】维洗俄

【来源】本品为伞形花科藁本属羽苞藁本 Ligusticum dancoides (Franch.)Franch. 。

傈僳族：用根。辛、苦，温。发散风寒，祛风除湿。用于感冒，头痛，头顶痛，胃痛，风湿腰腿疼痛，跌打损伤。单味或配方用药，用量5～15g，水煎服。

八十四、杏叶防风

【傈僳族药名】网玛纳西介

【来源】本品为伞形科茴芹属杏叶茴芹Pimpinella candolleana Wight et Arn.的根或全草。

傈僳族：用根。辛、苦，温。发散风寒，祛风除湿。用于感冒头痛，风湿腰腿疼痛，跌打损伤，小儿疳积，黄疸型肝炎等。用量

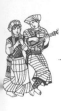

9～15g，水煎服。外用于毒蛇咬伤，皮肤瘙痒，用量10～30g，鲜药捣烂为泥敷患处，或煎水冲洗患处。

八十五、杜仲

【傈僳族药名】四共子

【来源】本品为杜仲科杜仲属植物杜仲Eucommia ulmoides Oliv.的干燥树皮。4～6月剥取，刮去粗皮，堆置"发汗"至内皮呈紫褐色，晒干。

傈僳族：用树皮。甘、微辛，温。补肝肾，强筋骨，安胎。用于腰痛，风湿，头晕目眩，高血压，胎动不安，跌打损伤。用量9～15g，水煎服或泡酒服。

八十六、杠板归

【傈僳族药名】例肤触、噢巴拉则

【来源】本品为蓼科植物杠板归Polygonum perfoliatum L.的全草。夏季花开时采割，晒干。

傈僳族：用全草。主治感冒发热，带状疱疹，化脓感染。10～15g，煎服；外用适量煎水洗患处。咳嗽，10g，切碎，沸水泡，当茶饮。

八十七、杨梅

【傈僳族药名】阿理昂首

【来源】本品为杨梅科杨梅属杨梅 Myrica rubra(Lour.)Sieb. et Zucc.。

傈僳族：用根、树皮。用于跌打损伤，骨折，痢疾，十二指肠溃疡，烧烫伤。

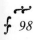

八十八、芫荽

【傈僳族药名】元虽

【来源】本品为伞形科云姜属芫荽Coriandrum sativum L.

傈僳族：用全草。主治小儿麻疹。20～40g，煎服。

八十九、芭蕉

【傈僳族药名】阿兹

【来源】本品为芭蕉科芭蕉属植物芭蕉Musa basjoo Sieb. etZucc。

傈僳族：用刀砍入根部，取其汁液，外搽患处，治斑秃。

九十、花椒

【傈僳族药名】泽

【来源】本品为芸香科植物青椒Z. Anthoxum schinifolium Sieb.Et. Zucc.或花椒Zanthoxylum bungeanum Maxim的果皮。秋季采收。生用或炒用。

傈僳族：用其果实3～5颗煎水服治痢疾。

九十一、花锚

【傈僳族药名】窝夺子莫

【来源】本品为龙胆科花锚属植物椭圆叶花锚Halenia elliptica D. Don，以根或全草入药。秋季采挖，洗净晒干。

傈僳族：用根、全草。酸、涩，平。清热利湿，祛风活络，凉血止血。用于痢疾，痔疮出血，风湿筋骨疼痛，跌打损伤，瘀血肿痛。用量30～50g，水煎服。

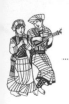

九十二、苍耳子

【傈僳族药名】他他能

【来源】本品为菊科苍耳属苍耳Xanthium sibiricum Patrin ex Widder的果实。

傈僳族：用果实。苦、辛、甘，温，有小毒。发汗通窍，散风祛湿，消炎镇痛，杀虫。

九十三、苎麻

【傈僳族药名】白麻

【来源】本品为荨麻科苎麻属植物苎麻Boehmeria nivea（L.）Gaud.，以根、叶入药。冬初挖根、秋季采叶，洗净、切碎晒干或鲜用。

傈僳族：用根。甘，寒。清热，解毒，止痛，散瘀。用于热病大渴，大狂，血淋，癃闭，吐血，下血，赤白带下，丹毒痈肿，跌打损伤，蛇虫咬伤。用量9～15g，水煎服。外用适量，鲜品捣烂敷，或干品研粉撒患处。

九十四、苏木

【傈僳族药名】贼果我

【来源】本品为苏木科云实属苏木Caesalpinia sappan L.的心材。多于秋季采伐，除去白色边材，干燥。

傈僳族：用心材。甘、咸，平。行血祛瘀，消肿止痛。用于经闭腹痛，跌打损伤。用量5～15g，水煎服或研末或熬膏内服。外用研末撒。

九十五、苣叶报春

【傈僳族药名】克建乃莫

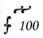

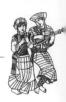

【来源】本品为报春花科报春花属苣叶报春 Primula sonchifolia Franch Primulaceae。

傈僳族：用全草。辛、苦，凉。除湿热，止汗。用于五淋癃闭，男子白浊及女子白带等症。用量 10～20g，水煎或炖肉服。

九十六、诃子

【傈僳族药名】欠咱腊

【来源】本品为使君子科诃子属植物诃子 Terminalia chebula Retz. 的果实。秋末冬初果实成熟时，选晴天采摘。采收的成熟果实，晒干或烘干即诃子。采收未木质化的幼果，放入水中烫 2～3 分钟后，取出晒干即为藏青果。

傈僳族：用果实。苦、酸，涩，温。涩肠止血，敛肺化痰。用于慢性肠炎，支气管炎，哮喘，溃疡病，便血，脱肛，痔疮出血。用量 10～15g，水煎服。

九十七、鸡失藤

【傈僳族药名】客不抓、客气奴抓

【来源】本品为茜草科鸡矢藤属鸡失藤 Paederia scandens（Lour）Merr.。

傈僳族：根炖肉用于身体虚弱及月经不调；茎绕头 3～5 圈治头晕。产云南西北部、西南部、中部、南部、东南部及东北部。

九十八、鸡冠花

【傈僳族药名】阿果里

【来源】本品为苋科青葙属鸡冠花 Celosia cristata L.，秋季花盛开时采收，晒干。

傈僳族：用全草。甘、淡，凉。清热利湿，解毒。用于急慢性肝

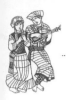

炎，肝硬化腹水，胃痛，风湿骨痛。用量20～30g，水煎服。

九十九、鸡根

【傈僳族药名】阿捏设之金、黄花远志
【来源】本品为远志科远志属荷包山桂花 Polygala arillata Buch. -Ham. ex D. Don。

傈僳族：用根皮。甘、微苦，平。清热解毒，祛风除湿，补虚消肿。用于风湿肿痛，跌打损伤，肺痨水肿，小儿惊风，肝炎，肺炎，急性肾炎，急慢性胃炎，百日咳，泌尿系统感染，早期乳腺炎，上呼吸道感染，支气管炎，风湿性心脏病，妇女腰痛，子宫脱垂。用量15～30g，水煎服。

一百、鸡嗉子

【傈僳族药名】列桃子、拾举
【来源】山茱萸科四照花属头状四照花Dendrobenthamia capitata(Wall.)Hutch.

傈僳族：用果实、叶。叶：涩，平。果实：甘、苦，平。清热解毒，利胆行水，消积杀虫。用于食积气胀，小儿疳积，肝炎，腹水，蛔虫病。用量9～15g，水煎服。外用3～5g，研粉敷患处或调鸡蛋清敷患处。

一百〇一、使君子

【傈僳族药名】四刮波、十君子
【来源】本品为使君子科使君子属使君子Quisqualis indica L. 的果实。秋季果皮变紫黑时采收，除去杂质，干燥。

傈僳族：用果实。甘，温，有小毒。用于慢性肠炎，支气管炎，哮喘，溃疡病，便血，脱肛，痔疮出血，蛔虫病。用量5～12g，水煎服。

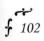

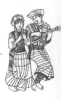

一百〇二、刮筋板

【傈僳族药名】士腊加

【来源】大戟科海漆属云南土沉香 Excoecaria acerifolia F.Didrich。

傈僳族：用全株。行气，破血，消积。用于癥瘕，积聚，臌胀，食积，黄疸，吐血。用量6～12g，水煎服。

一百〇三、刺天茄

【傈僳族药名】拖曲子

【来源】本品为茄科茄属植物刺天茄Solanum indicum L.的果实。秋季采收，晒干。

傈僳族：用果实、种子、叶。苦，寒。清肝明目，消炎止痛。用于头痛目赤，鼻渊，齿痛。用量3～9g，水煎服。

一百〇四、刺芫荽

【傈僳族药名】曲盐生

【来源】本品为伞形科刺芫荽属植物刺芫荽Eryngium foetidum L.，以全草入药。夏秋采，阴干或鲜用。

傈僳族：用全草。辛、微苦，温。疏风解热，消食健胃。用于感冒，麻疹内陷，气管炎，肠炎，腹泻，急性传染性肝炎。用量3～9g，水煎服。外用于跌打损伤肿痛，用量3～5g，捣烂如泥搽敷患处。

一百〇五、卷柏

【傈僳族药名】雅窝梗、茧北

【来源】本品为卷柏科卷柏属植物垫状卷柏Selaginella pulvinata (HooK.et Grev.) Maxim.的干燥全草。全年均可采收，除

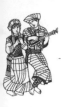

去须根及泥沙，晒干。

傈僳族：用全草。辛、涩，平。活血祛瘀，催产止血。用于胃肠出血，尿血，外伤出血，催产。用量15～60g，水煎服。外用干粉撒伤口。

一百〇六、宝剑草

【傈僳族药名】阿拉克俄

【来源】本品为堇菜科堇菜属宝剑草Viola philippica Cav.。

傈僳族：用全草。苦，寒。清热解毒，用于疔疮，结膜炎，咽炎，黄疸型肝炎，毒蛇咬伤。用量5～15g，水煎服。

一百〇七、岩白菜

【傈僳族药名】果俄普

【来源】本品为虎耳科岩白菜属植物岩白菜Bergenia purpurascens（Hook.f.et Thoms.）Engl.，以根状茎或全草入药。夏秋采集，挖大留小，洗去泥沙，除去靠近根头的枯朽叶片，晒干即得。

傈僳族：用根茎、全草。甘、微涩，凉。清热解毒，止血，调经。用于虚弱头晕，劳伤咳嗽，吐血，咯血，淋浊，白带，肿毒。用量5～10g，水煎服。

一百〇八、岩陀

【傈僳族药名】岩陀、九叶儿托

【来源】本品为虎耳草科鬼灯檠属西南鬼灯檠 Rodgersia sambucifolia Hemsl.。

傈僳族：用根茎。苦、微涩，凉。活血调经，祛风湿，解热，祛风，收敛。用于风湿，跌打劳伤，肠炎痢疾，感冒头痛，腹泻，胃

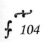

病，月经不调，外伤出血。用量9～15g，水煎服。外用适量研末敷患处。

一百〇九、岩匙

【傈僳族药名】阿纸莫

【来源】本品为岩梅科岩匙属岩匙Berneuxia thibetica Decne.。

傈僳族：用全草。辛、平。散寒，平喘。用于风寒感冒，咳嗽，哮喘，跌打损伤。用量10～15g，水煎服。

一百一十、忽地笑

【傈僳族药名】里狂生

【来源】本品为石蒜科石蒜属植物忽地笑Lycoris aurea(L'Her.) herb.。春、秋季采挖，去苗叶，晒干。

傈僳族：用鳞茎。辛、甘，温，有毒。消肿，杀虫。用于痈肿，疗疮结核，烫火伤。外用适量，捣烂敷患处。

一百一十一、拔毒散

【傈僳族药名】金钱求

【来源】本品为锦葵科黄花稔属植物拔毒散Sida szechuenensis Matsuda.的全草。秋季采收。

傈僳族：用全株。苦，平。调经通乳，消肿。用于闭经，乳汁不通，肠炎，痢疾。用量5～15g，水煎服。用于跌打损伤，外用适量。

一百一十二、昆明山海棠

【傈僳族药名】几门腊夺

【来源】本品为卫矛科雷公藤属植物昆明山海棠Tripterygium hypoglaucum (Lévl.) Lévl.ex Hutch.的根或全株。全株全年可采，根秋季采挖，洗净，切片，晒干。生用。

傈僳族：用根皮、全株。苦、涩，温，有大毒。祛风除湿，活血散瘀，续筋接骨。用于风湿性关节炎，跌打损伤，半身不遂，腰肌劳损，外用于骨折，外伤出血。昆明山海棠根15g，或全草50g，泡酒500g，每次服5ml，每日服2次。骨折用根皮加糯米饭，捣烂敷患处或配方用。外伤出血用根研粉外敷。

一百一十三、枇杷

【傈僳族药名】卖克神、阿克片

【来源】本品为蔷薇科枇杷属枇杷Eriobotrya japonica(Thunb.) Lindl.。

傈僳族：用果实、叶。甘、酸，凉。润肺止咳，降气化痰。用于咳嗽吐血，胃热呕哕。用量5～10枚，水煎服。

一百一十四、泽泻

【傈僳族药名】莫质汉

【来源】本品为泽泻科泽泻属植物泽泻Alisma orientalis (Sam.) Juz. 的干燥块茎。冬季茎叶开始枯萎时采挖，洗净，干燥，除去须根及粗皮。

傈僳族：用块根。甘，寒。清热，渗湿，利尿。用于肾炎水肿，肾盂肾炎，肠炎泄泻，小便不利。用量5～20g，水煎服。

一百一十五、狗屎兰花

【傈僳族药名】莫乃弱

【来源】本品为紫草科琉璃草属倒提壶Cynoglossum amabile

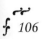

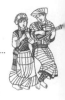

Stapf et Drumm.，以根及全草入药。夏季采集全草洗净，晒干或鲜用；秋季采根，切片，晒干。

傈僳族：用全草。甘、苦，凉。清热利湿，散瘀止血，止咳。用于疟疾，肝炎，痢疾，白带，肺结核咳嗽，创伤出血，骨折，关节脱臼。用量30～50g，水煎服。外用适量，研末敷患处。

一百一十六、狗筋蔓

【傈僳族药名】克起局爪

【来源】本品为石竹科狗筋蔓属植物狗筋蔓Cucubalus baccifer L.，以根入药。秋末冬初采挖，洗净泥沙，晒干备用。

傈僳族：用全草。甘、淡，温。接骨生肌，祛瘀止痛。用于骨折，跌打损伤，风湿关节痛。用量10～15g，水煎服。外用鲜草捣敷。

一百一十七、肾茶

【傈僳族药名】猫须草

【来源】本品为唇形科肾茶属肾茶Clerodendranthus spicatus （Thunb.）C. Y. Wu.，以茎、叶入药。全年可采，切碎晒干。

傈僳族：用全草。用于急、慢性肾炎，膀胱炎，尿路结石，风湿性关节炎。用量5～10g，水煎服。

一百一十八、肾蕨

【傈僳族药名】几神打俄

【来源】本品为肾蕨科肾蕨属肾蕨 Nephrolepis auriculata(L.) Trimen。全年可采。

傈僳族：用块茎、全草。甘、淡，凉（全草苦、辛，平）。清热解毒，用于治咳止泻，瘰疬，疝气，五淋白浊，崩带，痢疾，中毒性消化不良，支气管炎，小儿疳积，烫火伤等。用量15～30g，水煎服，

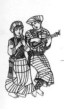

外用捣汁或捣叶敷患处。

一百一十九、苦远志

【傈僳族药名】普麻绑

【来源】本品为远志科远志属西北利亚远志Polygala sibirica L.的全草。

傈僳族：用根。甘、辛、苦，寒。滋阴清热，祛痰，解毒。用于痨热咳嗽，慢性支气管炎，小儿肺炎，胃痛，慢性腹痛，痢疾，腰痛，白带，跌打损伤，风湿肿痛，疔疮，牙疳烂臭。用量10～15g，水煎服。

一百二十、苦参

【傈僳族药名】狂起腊

【来源】本品为蝶形花科槐属苦参Sophora flavescens Ait.，春、秋二季采挖，除去根头及小支根，洗净，干燥，或趁鲜切片，干燥。

傈僳族：用根。苦，寒，有小毒。清热利湿，祛风杀虫。用于痢疾，肠炎，黄疸，小便不利，白带，痔疮肿痛。用量4.5～9g，水煎服。外用于外阴瘙痒，阴道滴虫病，烧烫伤。外用适量煎水洗或研末涂敷患处。不宜与藜芦同用，用量不宜过大。

一百二十一、虎掌草

【傈僳族药名】腊来莫

【来源】本品为毛茛科银莲花属植物草玉梅Anemone rivularis Buch.-Ham.，以根入药。秋季采根，洗净晒干。

傈僳族：用根。苦、辛，平。清热解毒，活血舒筋。用于喉病，瘰疬结核，腮腺炎，风湿疼痛，胃痛，跌打损伤，疟疾，慢性肝炎，

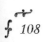

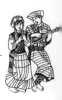

肝硬化。用量5～10g，水煎服或泡酒服。

一百二十二、金毛狗脊

【傈僳族药名】打俄倮比

【来源】本品为蚌壳蕨科植物狗脊Cibotium barometz（L.）J.Sm.的根茎。

傈僳族：用根茎。苦、甘，温。补肝肾，除风湿，强腰膝，利尿通淋。用于腰背酸痛，寒湿痹痛，小便失禁，血崩，外伤出血。用量10～15g，水煎服或泡酒服。

一百二十三、金合欢

【傈僳族药名】曲者胜

【来源】本品为含羞草科金合欢属金合欢Acacia farnesiana（L.）Willd.。

傈僳族：用全草。消痈排脓，收敛止血。用于肺结核，脓肿，风湿性关节炎。鲜品用量25～40g，干品减半。水煎服。

一百二十四、金果榄

【傈僳族药名】尼雅尼七

【来源】本品为防己科植物金果榄Tinospora sagittata（Oliv）Gagnep.的块根。

傈僳族：用块根。主治胃痛、腹痛、肠胃炎、痢疾。用量5g，嚼服或研粉开水冲服，1日3次。煎服，1日15～20g，分3次服。

一百二十五、金钱草

【傈僳族药名】亚起爪

【来源】本品为报春花科珍珠菜属过路黄Lysimachia

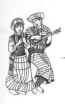

chrirstinae Hance的全草。

傈僳族：用全草。苦、酸，凉。清热解毒，利尿排石，活血散瘀。用于黄疸，水肿，肝、胆结石，膀胱结石，反胃，跌打损伤，疗疮肿毒等，用量15～30g，水煎服，外用适量煎汁洗患处。

一百二十六、金钱蒲

【傈僳族药名】啊盖疏
【来源】本品为天南星科菖蒲属金钱蒲 Acorus gramineus Soland.

傈僳族：根状茎用于感冒，腹胀。

一百二十七、金银花

【傈僳族药名】普西尾、玖抓矣阶
【来源】本品为忍冬科植物忍冬Lonicera japonica Thunb.的干燥花蕾或带初开的花。夏初花开放前采收，干燥。

傈僳族：用花、花蕾。甘，寒。清热解毒。用于上呼吸道感染，流行性感冒，扁桃体炎，发热，喉痛，尿路感染（沸水泡频饮），乳腺炎，肠脓疡，菌痢，阑尾炎。用量10～20g，水煎服。

一百二十八、青香木

【傈僳族药名】啦果
【来源】本品为漆树科黄连木属清香木 Pistacia weinmannifolia J.Poisson ex Franch.。

傈僳族：用果、叶。微苦、涩，寒。清热解毒。用于痢疾，肠炎，疮疡，湿疹。用量5～15g，单味用药或配方水煎服均可。

一百二十九、青葙子

【傈僳族药名】门实俄

【来源】本品为苋科青葙属植物青葙Celosia argentea L.的种子。秋季果实成熟时采割植物或摘取果穗，晒干，收集种子。全草晒干备用。

傈僳族：用种子。苦，微寒。祛风热，明目。用于眼结膜炎，角膜炎，高血压。用量15～20g，水煎服。

一百三十、青蒿

【傈僳族药名】以夸耐

【来源】菊科植物黄花蒿Artemisia annua Linn.的全草。

傈僳族：用枝、叶。夏季采收，鲜用。主治疟疾、腰背痛，30g，切细，拌鸡蛋同煎，以酒引服。

一百三十一、鱼腥草

【傈僳族药名】擦杯额、擦杯肋、郝遮

【来源】本品为三白草科多年生草本植物蕺菜属鱼腥草Houttuynia cordata Thunb的干燥水上部分。

傈僳族：用茎、叶、根茎、全株。辛，凉，有小毒。清热解毒，利水消肿。茎、叶用于扁桃体炎，肺脓疡，肺炎，支气管炎，泌尿系感染，肾炎水肿，肠炎痢疾等症。用量10～15g，水煎服。外用鲜草捣敷用于痈疖肿毒，毒蛇咬伤等症。根茎用于消化不良。全株用于感冒咳嗽，肺炎。

一百三十二、鸢尾

【傈僳族药名】西狂痞

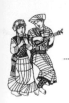

【来源】本品为鸢尾科鸢尾属鸢尾Iris tectorum Maxim.。

傈僳族：用根茎。苦、辛，平，有小毒，活血祛瘀，祛风利湿，解毒，消积。用于跌打损伤，风湿疼痛，食积腹胀，疟疾。外用于痈疖肿毒，外伤出血。用量6～10g，水煎服。外用适量，根茎捣烂外敷或干品研末敷患处。

一百三十三、南板蓝根

【傈僳族药名】很莫

【来源】本品为爵床科板蓝属植物马蓝Baphicacanthus cusia (Nees) Bremek.的干燥根茎及根。夏、秋两季采挖，除去地上茎，洗净、晒干。

傈僳族：用根及根茎。苦，寒。清热，解毒，凉血。用于流感，流脑，乙脑，肺炎，丹毒，热毒发斑，神昏吐衄，咽肿，痄腮，火眼，疮毒。用量15～30g，水煎服。

一百三十四、姜

【傈僳族药名】雀痞、将九

【来源】本品为姜科姜属姜Zingiber officinale Rosc.。

傈僳族：用根茎。辛，温，发表散寒，止呕豁痰，解毒。用于风寒感冒，胃寒呕吐，痰饮，喘咳，解半夏、天南星及鱼蟹毒。用量5～15g，水煎服。

一百三十五、姜黄

【傈僳族药名】雀痞洗

【来源】本品为姜科植物姜黄 Curcuma longa L.的干燥根茎。冬季茎叶枯萎时采挖，洗净，煮或蒸至透心，晒干，除去须根。

傈僳族：用根茎。辛、苦，温。行气破瘀，通经止痛。用于腹

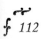

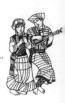

胸胀痛，肩背痹痛，月经不调，闭经，跌打损伤。用量5～10g，水煎服。

一百三十六、枸杞

【傈僳族药名】阿纽莫

【来源】本品为茄科枸杞属植物枸杞Lycium chinense Mill.，夏、秋果实成熟时采摘，除去果柄，置阴凉处晾至果皮起皱纹后，再暴晒至外皮干硬、果肉柔软即得。遇阴雨可用微火烘干。

傈僳族：用果实。甘，平。滋肝补肾，益精明目。用于肝肾阴亏，腰膝酸软，头晕目眩，虚劳咳嗽，消渴，遗精。用量10～20g，水煎服或浸酒服。

一百三十七、柳兰

【傈僳族药名】不里兰

【来源】本品为柳叶菜科柳兰属柳兰Chamaenerion angustifolium (L.) Scop.

傈僳族：用全草。辛、苦，平，有小毒。调经活血，消肿止痛。用于月经不调，骨折，关节扭伤。用量15～20g，水煎服。外用鲜品适量捣烂外敷患处。

一百三十八、柳叶菜

【傈僳族药名】不里俄

【来源】本品为柳叶菜科柳叶菜属植物柳叶菜Epelobium hirsutum L.的全草。全年均可采，鲜用或晒干。

傈僳族：用花、根。花用于牙痛，喉炎，月经不调。根用于闭经，胃痛，食滞饱胀。用量10～15g，水煎服。

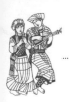

一百三十九、柿

【傈僳族药名】石能本

【来源】本品为柿树科柿树属柿Diospyros kaki Thunb.。

傈僳族：用果蒂、果霜、根、叶。果蒂：苦，平。降气止呕。柿霜：甘，寒。生津利咽。根：苦，涩。清热凉血。叶：苦，酸。降压，用于呃逆，夜尿，咽喉痛，吐血，痔疮出血。用量10～30g，水煎服。

一百四十、洋金花

【傈僳族药名】恒公剥裸

【来源】本品为茄科曼陀罗属洋金花Datura metel L.。

傈僳族：用花。辛、苦，温，有大毒。麻醉，镇痛，平喘，止咳。用于哮喘，惊痫，风湿痹痛，脚气，疮疡疼痛及作外科手术麻醉剂。用量：0.1～0.3g，水煎或制成酊剂，流浸膏内服。

一百四十一、狭萼鬼吹箫

【傈僳族药名】磨俅腻慈子

【来源】本品为忍冬科风吹箫属狭萼风吹箫Leycesteria formosa Wall. var. stenosepala Rehd的茎叶或根。茎叶夏、秋季采收，根全年均可采挖，均鲜用或切段晒干。

傈僳族：用全草。利湿，活血，消炎。用于膀胱炎，水肿，支气管炎，风湿，痔疮，食积腹胀。用量10～15g，水煎服。

一百四十二、绞股蓝

【傈僳族药名】绞股蓝

【来源】本品为葫芦科绞股蓝属绞股蓝Gynostemma pentaphyllum

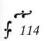

（Thunb.）Makino。

傈僳族：用根茎、全草。苦，寒。用于支气管炎，传染性肝炎，肾盂肾炎。用量0.75～1g。

一百四十三、荆芥

【傈僳族药名】薄松兰

【来源】本品为唇形科荆芥属荆芥Nepeta cataria L.。

傈僳族：用全草。淡，凉。散瘀消肿，止血止痛。用于跌打损伤，吐血，衄血，外伤出血，毒蛇咬伤，疔疮疖肿。用量25～50g，水煎服。

一百四十四、草决明

【傈僳族药名】捏勒土鲁

【来源】本品为苏木科决明属植物决明Cassia tora L.的干燥成熟种子。秋季采收成熟果实，晒干，打下种子，除去杂质。

傈僳族：用种子。苦、甘，凉。清肝，明目，利水，通便。用于高血压头痛，急性结膜炎，角膜溃疡，青光眼，大便秘结，痈疖疮病。用量1.5～15g，煎汤或研末内服。外用调抹敷。

一百四十五、香附

【傈僳族药名】木强币

【来源】本品为莎草科莎草属植物莎草Cyperus rotundus L.的干燥根茎。秋季采挖，燎去毛须，置沸水中略煮或蒸透后晒干，或燎后直接晒干。

傈僳族：用块茎。辛、微苦、甘，平。理气舒肝，调经止痛。用于胃腹胀痛，两胁疼痛，痛经，月经不调。用量10～20g，水煎服。

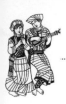

一百四十六、香椿

【傈僳族药名】鸡不子

【来源】本品为楝科香椿属香椿 Toona sinensis（A.Juss.）Roem.。

傈僳族：用根皮、叶、果实。苦、涩，温。根皮祛风利湿，涩肠，止血，杀虫。用于久泻久痢，肠风便血，崩漏带下，遗精，白浊，疳积。叶用于久痢，果用于胃炎、十二指肠溃疡。用量：根皮15～25g，果3～6g，叶5～10g，水煎服。

一百四十七、香橼

【傈僳族药名】千达腊、香园

【来源】本品为芸香科柑橘属香橼 Citrus medica L.。

傈僳族：用果实。理气解郁，消炎利膈。用于胃痛胀满，痰饮咳嗽气壅，呕逆少食。用量3～6g，水煎服。

一百四十八、骨碎补

【傈僳族药名】掐铺飘、打哦

【来源】水龙骨科植物中华槲蕨Drynaria baronii（Christ）Diels 的根茎。

傈僳族：用根茎。主治跌打、腰痛、骨折。用量15～20g，煎服；并用鲜品捣烂敷或干粉开水调敷于患处。

一百四十九、鬼吹箫

【傈僳族药名】巴拓拓、磨倮子

【来源】本品为忍冬科风吹箫属植物鬼吹箫Leycesteria formosa Wall.的全株。

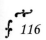

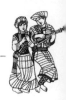

傈僳族：用全株。苦，凉。破血，祛风，平喘。用于哮喘，风湿性关节炎，月经不调，黄疸型肝炎。用量10～15g，水煎服。

一百五十、圆叶节节菜

【傈僳族药名】米死哪

【来源】本品为千屈菜科节节草属植物圆叶节节菜Rotala rotundifola（Roxb.）Koehne，以全草入药。夏秋采集，洗净晒干或鲜用。

傈僳族：用全草。甘、淡，凉。清热利湿。用于痢疾，黄疸型肝炎，尿路感染。用量15～20g，水煎服。

一百五十一、核桃

【傈僳族药名】喝夺

【来源】本品为胡桃科山核桃属。

傈僳族：用果实。甘、淡，温。补肾固精，温肺定喘，润肠。用于肾虚，咳喘，腰痛脚软，阳痿，遗精，小便频数，湿淋，大便燥结。用量9～15g，水煎服。叶外用于白带，痔疮，象皮腿肿胀。用量10～25g，煎水泡洗患处。

一百五十二、桃仁

【傈僳族药名】石力、斯陆尼玛

【来源】本品为蔷薇科李属桃Prunus persica(L.)Batsch。

傈僳族：用种仁。苦、甘，平。破血行瘀，润燥滑肠。用于经闭，跌打损伤，血燥便秘。

一百五十三、桉树

【傈僳族药名】质扒光兰、大叶桉

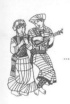

【来源】本品为桃金娘科桉属桉 Eucalyptus robusta Smith。

傈僳族：用叶、果实。微辛、苦，平。疏风解毒，抑菌消炎，防腐止痒。用于预防流行性感冒，上呼吸道感染，咽喉炎，支气管炎，肺炎，急慢性肾盂肾炎，肠炎，痢疾。用量20～30g，水煎服。

一百五十四、海金沙

【傈僳族药名】打俄爪哪

【来源】本品为海金沙科海金沙属海金沙Lygodium japonicum (Thunb.) Sw.。

傈僳族：用全草、孢子。甘，凉。清热解毒，利尿消肿。用于肝炎，肾炎，腮腺炎，乙型脑炎，尿路感染，结石等。用量：全草30～90g，孢子5～10g，水煎服。

一百五十五、珠芽蓼

【傈僳族药名】很候乃次、啊嘎剃处

【来源】蓼科植物珠芽蓼Polygonum viviparnm L.，以根状茎入药。秋季采挖，洗净晒干备用。

傈僳族：用根茎，秋季采挖，去净杂质，干燥。主治腹泻、痢疾。10～15g，煎服。

一百五十六、益母草

【傈僳族药名】质知莫

【来源】本品为唇形科益母草属植物益母草 Leonurus japonicus Houtt.的新鲜或干燥地上部分。鲜品春季幼苗期至初夏花前期采割，干品夏季茎叶茂盛、花未开或初开时采割，晒干，或切段晒干。

傈僳族：用全草、种子。苦、辛，微寒。调经活血，祛瘀生新，利尿消肿。用于月经不调，痛经，产后瘀血腹痛，肾炎浮肿，小便不

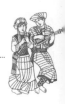

利，尿血。用量30～50g，水煎服。外用于疮疡肿毒，适量研粉或鲜品捣烂敷或水煎洗患处。

一百五十七、盐肤木

【傈僳族药名】切马、盐肤木

【来源】本品为漆树科盐肤木属盐肤木Rhus chinensis Mill.。

傈僳族：用全草。酸、咸，寒。清热解毒，散瘀止血。根用于感冒发热，支气管炎，咳嗽咯血，肠炎，痢疾，痔疮出血。叶外用于跌打损伤，毒蛇咬伤，漆疮等。用量6～15g，水煎服，外用鲜叶或嫩枝尖10～18g，煎水冲洗患处或捣烂如泥状敷患处。

一百五十八、笔管草

【傈僳族药名】阿泥卖及达

【来源】本品为木贼科木贼属笔管草 Hippochaete debilis（Roxb.）Ching。

傈僳族：用地上部分、全株、根茎。地上部分用于暴赤火眼，翳膜遮睛，月经疼痛，小便赤白浊症，五淋。全株用于尿黄，尿石，尿痛，全身水肿，高血压，脱肛。根茎用于白带，闭经，大肠下血。用量15～30g，水煎服。

一百五十九、粉叶小檗

【傈僳族药名】三杆曲此

【来源】本品为小檗科小檗属粉叶小檗Berberis pruinosa Franch.。

傈僳族：用根、根皮、茎及茎皮。苦，寒。清热解毒，消炎治痢。用于菌痢，腮腺炎，上呼吸道炎症，乳腺炎，急性黄疸型肝炎，疮疖。用量 5 ～ 15g，水煎服。外用研粉调敷。

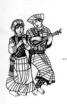

一百六十、绣球防风

【傈僳族药名】莫比里底

【来源】本品为唇形科绣球防风属植物绣球防风Leucas ciliata Benth.，以根及全草入药。全年可采，或夏秋间采集，洗净切片，鲜用或晒干。

傈僳族：用全草。苦、辛，温。破血通经，明目退翳，消毒消肿。用于妇女经闭，小儿雀目，青盲翳障，痈疽肿毒。用量25～50g，水煎服。外用适量，水煎洗。

一百六十一、臭牡丹

【傈僳族药名】腻破莫

【来源】本品为马鞭草科赪桐属植物臭牡丹Clerodendrom bungei Steud.，以根及叶入药。夏季采叶、秋季采根，鲜用或晒干备用。

傈僳族：用根茎。辛、苦，平。活血散瘀，消肿解毒。用于痈疽疔疮，乳腺炎，关节炎，湿疹，牙痛，痔疮，脱肛，头痛，风疹，关节炎。用量10～20g，水煎服。外用适量捣烂敷患处。

一百六十二、透骨草

【傈僳族药名】霍茨

【来源】本品为Phryma leptostac ya L.var.oblongifolia (Koidz.) Honda。

傈僳族：用根捣烂，塞入化脓的创口，杀蛆，拔脓生肌。

一百六十三、鸭跖草

【傈僳族药名】莫那我

【来源】本品为鸭跖草科鸭跖草属植物鸭跖草Commelina

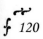

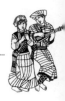

communis L.的全草。6～7月采收，晒干。拣去杂质，洗净，切断，晒干。

傈僳族：用全草。甘、淡，微寒。清热解毒，利水消肿。用于感冒，水肿，泌尿系感染，咽炎，急性扁桃体炎，急性肠炎，痢疾，疮疖肿毒。用量50～100g，水煎服。外用于麦粒肿，疮疖肿毒，鲜草捣烂敷患处。

一百六十四、假杜鹃

【傈僳族药名】念毕古莫

【来源】本品为爵床科假杜鹃属假杜鹃 Barleria cristata L.。

傈僳族：用全株。甘、淡，凉。清肺化痰，止血截疟。用于蛇伤，关节痛。用量6～9g，水煎服。

一百六十五、假虎刺

【傈僳族药名】四义普兰

【来源】本品为夹竹桃科假虎刺属假虎刺Carissa spinarum L.。

傈僳族：用根。苦、辛，温。消炎，清热。用于黄疸性肝炎，胃痛，风湿关节炎。用量10～15g，水煎服。外用适量。

一百六十六、假酸浆

【傈僳族药名】阿扑他他

【来源】本品为茄科假酸浆属植物假酸浆Nicandra physaioides (L.) Gaertn的全草、果实和花。秋季采集全草，分出果实，分别洗净，鲜用或晒干备用。花于夏季或秋季采摘，阴干。

傈僳族：用全草。甘、酸、微苦，平，有小毒。镇静，祛痰，清热解毒。用于狂犬病，癫痫，风湿痛，疮疖，感冒。用量3～9g，水煎服。

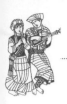

一百六十七、偏翅唐松草

【傈僳族药名】尼架儿然、阿乃额则、尼额及

【来源】本品为毛茛科唐松草属偏翅唐松草Thalictrum delavayi Franch.。

傈僳族：用根。苦，寒。杀菌，消炎，发汗，消瘀解毒，散气。用于胃肠热证，赤痢。用量5～10g，水煎服。

一百六十八、匙叶甘松

【傈僳族药名】托质几莫

【来源】本品为败酱科甘松属甘松香Nardostachys jatamansi (D. Don) DC.。

傈僳族：用根。辛、甘，温。理气止痛，开郁醒脾。用于胸腹胀痛，胃痛呕吐，食欲不振，消化不良，牙痛。用量3～6g，水煎服。外用适量烟熏可避秽气。

一百六十九、商陆

【傈僳族药名】答奶刺

【来源】本品为商陆科商陆属商陆Phytolacca acinosa Roxb.的根。秋季至初春采挖。晒干或阴干。生用或醋炙用。

傈僳族：用根。利尿。用于滋补强壮，强心。

一百七十、堇菜

【傈僳族药名】阿擦败俄

【来源】本品为堇菜科堇菜属堇菜Viola verecumda A.Gray.。

傈僳族：用全草。微苦，凉。清热解毒，散瘀止咳。用于疗肿，无名肿毒，肺热咳嗽，上呼吸道感染，结膜炎，毒蛇咬伤，刀伤。用量15～30g，水煎服，外用捣烂敷或研粉调敷。

一百七十一、密蒙花

【傈僳族药名】密蒙花树

【来源】本品为马钱科醉鱼草属植物密蒙花Buddleja officinalis Maxim.的干燥花蕾及其花序。春季花未开放时采收，除去杂质，干燥。

傈僳族：用花蕾。甘，寒。清肝明目，退翳。用目赤肿痛，多泪，目翳。用量3～9g，水煎服。

一百七十二、旋花茄

【傈僳族药名】海俄哪寡

【来源】本品为茄科茄属旋花茄Solanum spirale Roxb.。

傈僳族：用全株。用于热浊腹泻，赤痢，感冒发热，喉痛，疟疾，疮疡肿毒。

一百七十三、梓木

【傈僳族药名】四子俣

【来源】本品为紫葳科梓属梓木Catalpa ovata G.Don.。

傈僳族：用果、叶、根内白皮入药。果实甘，平。利尿，消肿。叶及皮苦，寒。利湿热，杀虫。果实用于浮肿，慢性肾炎，膀胱炎，肝硬化腹水。皮、叶用于湿疹，皮肤瘙痒，小儿头疮。用量：果实15～25g，水煎服。叶、皮，外用适量，煎水洗患处。

一百七十四、菊花

【傈僳族药名】义兰伟

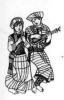

【来源】本品为菊科菊属菊花Dendranthema morifolium(Ramat.) Tzvel.。

傈僳族：用花。甘、苦，凉。疏散风热，清肝明目，解疮毒。用于风寒感冒，头痛，目赤，头眩，耳鸣，咽喉肿痛，疔疮肿毒。用量15～20g，水煎服。

一百七十五、菥蓂

【傈僳族药名】姿窦儿、阿婀耨

【来源】本品为十字花科植物遏蓝菜Thlaspi arvense L.的全草及种子。5～6月间果实成熟时采收，晒干。

傈僳族：用全草。夏秋季采收，干燥。主治小儿咳嗽、感冒、发热，9～15g，煎服。

一百七十六、蛇藤

【傈僳族药名】曲者我

【来源】本品为含羞草科金合欢属羽叶金合欢 Acacia pennata (L.)Willd.。

傈僳族：用藤茎。有毒。外用于急性过敏性渗出性皮炎。

一百七十七、野百合

【傈僳族药名】衣圃衣马

【来源】本品为Lilium brownii F.E.Brown.ex Miellez.。

傈僳族：用鳞茎。用于阴虚久咳，痰中带血，虚烦惊悸，失眠多梦。

一百七十八、野西瓜苗

【傈僳族药名】胡起苗

【来源】本品为锦葵科木槿属植物野西瓜苗Hibiscus trionum L.，以全草、种子入药。夏秋采，去泥，晒干或鲜用。

傈僳族：用全草。甘，寒。清热解毒，祛风除湿，止咳，利尿。用于急性关节炎，感冒咳嗽，痢疾，肺结核咳嗽。用量10～20g，水煎服。

一百七十九、野香橼花

【傈僳族药名】乍衣神

【来源】本品为白花菜科山柑属野香橼花Capparis bodinieri Levl.。

傈僳族：用全株。用于风湿痛，跌打损伤。根皮用于扁桃体炎，牙痛。用量：全株60～90g，根皮15～30g。

一百八十、野烟

【傈僳族药名】不理

【来源】本品为半边莲科半边莲属西南山梗菜Lobelia seguinii Levl. Et Van.。

傈僳族：用根。辛，寒，有剧毒。消炎，止痛，解毒，杀虫。用于风湿性关节疼痛，跌打损伤，痈肿疔疮，腮腺炎，扁桃体炎。外用量1～2g。忌内服。

一百八十一、野棉花

【傈僳族药名】尼三腊、倪撒那、散兰果

【来源】本品为毛茛科银莲花属植物野棉花Anemone vitifolia Buch.－Ham.ex DC的根。全年均可采根，洗净切片，晒干。

傈僳族：用根。苦、辛，平，有毒。理气，杀虫，祛风湿，接骨。用于跌打损伤，风湿骨节痛，肠炎，痢疾，蛔虫病，疟疾，黄疸，胃寒痛，咳嗽气喘，内伤出血。用量3～6g，水煎服。外用适量，

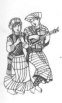

捣敷患处。

一百八十二、银杏

【傈僳族药名】四不鲁
【来源】本品为银杏科银杏属银杏 Ginkgo biloba L.。

傈僳族：用果实、树皮、根、根皮、叶。果实：甘、苦，平，有毒。润肺，定喘，涩精，止带。用于痰喘，咳嗽，白带，白浊，尿频，遗精。无名肿痛。树皮用于烧灰调油擦牛皮癣，铜钱癣。根和根皮用于白带，遗精；叶：微苦，平。活血止痛。用于胸闷心痛，心悸怔忡，痰喘咳，泻痢，白带。用量5～15g，水煎服。

一百八十三、雪茶

【傈僳族药名】果拉母
【来源】本品为地茶科地茶属雪茶Thamnolia vermicularis（Sw.）Ach.。

傈僳族：用地衣体。淡、微苦，凉。清热解毒，养心明目，醒脑安神。用于癫痫，肺结核，哮喘，神经衰弱。用量6～9g，煎服或泡茶服。

一百八十四、鹿仙草

【傈僳族药名】莱斧美其、土巴来克
【来源】本品为蛇菰科蛇菰属植物筒鞘蛇菰Balanophora involucrata Hook.f.的全草。秋季采，洗净晒干。

傈僳族：用全草。苦、涩，温。壮阳补肾，健脾理气，止血。用于胃气痛，黄疸病，痔疮。用量9～15g，水煎服。

一百八十五、黄花蒿

【傈僳族药名】义狂此

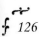

【来源】本品为菊科蒿属植物黄花蒿Artemisia annua L.的全草。秋季割取，晒干或切段晒干。

傈僳族：用全草。苦，寒。清热凉血，退虚热，解暑。用于结核病潮热，疟疾，伤暑，低热无汗，灭蚊。用量3～9g，水煎服。

一百八十六、黄独

【傈僳族药名】尼勒狂、黄药子

【来源】本品为薯蓣科薯蓣属黄独Dioscorea bulbifera L.。

傈僳族：用块茎。苦、辛，凉，有小毒。凉血，降火，消瘿，解毒。用于吐血，衄血，喉痹，瘿气，疮痈瘰疬。用量15～25g，水煎服。外用适量，捣烂或磨汁涂敷患处。

一百八十七、黄秦艽

【傈僳族药名】果俄兰莫

【来源】本品为龙胆科黄秦艽属植物黄秦艽Veratrilla baillonii Franch.的根。夏季采挖，除去茎叶，洗净，晒干。

傈僳族：用根。苦，寒，有毒。清热，消炎，解毒，杀虫。用于肺热咳嗽，阿米巴痢疾，黄疸型肝炎，蛔虫，痈疮肿毒。用量1.5～3g，水煎服。外用适量研细末调凡士林外搽。

一百八十八、黄精

【傈僳族药名】果义普

【来源】本品为百合科黄精属植物滇黄精Polygonatum kingianum Coll.et Hemsl.的干燥根茎。春、秋二季采挖，除去须根，洗净，置沸水中略烫或蒸至透心，干燥。

傈僳族：用根茎。甘，平。补中益气，润肺，强筋骨。用于虚劳寒热，肺痨咳血，病后体虚食少，筋骨软弱。用量15～25g，水煎服。

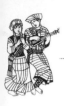

一百八十九、黄蜀葵

【傈僳族药名】质腊西

【来源】本品为锦葵科秋葵属植物黄蜀葵Abelmoschus manihot（L.）Medic.。以根、叶、花和种子入药。秋季挖根，夏秋采收叶和花，秋季收种子，晒干。

傈僳族：用根、叶、花、种子。甘，寒。清热解毒，润燥滑肠。用于大便秘结，尿路结石，疗疮，腮腺炎，骨折等。

一百九十、喜树

【傈僳族药名】你格子

【来源】本品为紫树科喜树属喜树 Camptotheca acuminata Decne.

傈僳族：用全株。苦、涩，凉。果实、根、根皮有毒。消炎，清热，抗癌肿，杀虫。用于胃、肠癌，膀胱癌，白血病，牛皮癣，疗疮痈肿初起。用量3～9g，水煎服。外用适量，将药捣成泥，加鸡蛋清调匀敷患处。

一百九十一、棕榈

【傈僳族药名】吉

【来源】本品为棕榈科常绿棕榈Trachycarpus fortunei(Hook.f.) H.Wendl.的干燥叶柄及叶鞘纤维。主产于长江以南各地。全年可采。晒干，煅炭用。

傈僳族：取其花蕾鲜品捣烂与柴烟烟末拌合，外敷治疥疮。治鼻衄，吐血，便血，功能性子宫出血，带下。

一百九十二、痢止蒿

【傈僳族药名】莫松

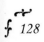

【来源】本品为唇形科筋骨属痢止蒿Ajuga forrestii Diels的全草。

傈僳族：用全草。用于中暑发热，头痛胸闷，食欲不振，恶心，呕吐，泄泻。用量10～20g，水煎服。外用于手、足癣，适量煎水洗。

一百九十三、紫万年青

【傈僳族药名】莫湘俄

【来源】本品为鸭跖草科紫万年青属紫万年青Rhoeo discolor（LHer）Hance。

傈僳族：用根茎。甘、淡，凉。清热化痰，凉血止痢。用于风湿性关节炎腰腿痛，阳痿，膀胱炎，产后大流血。用量15～30g，水煎服。

一百九十四、紫花地丁

【傈僳族药名】阿切秋俄

【来源】本品为堇菜科堇菜属植物紫花地丁 Viola yedoensis Makino 的干燥全草。春、秋二季采收，除去杂质，晒干。

傈僳族：用全草。苦、微辛，寒。清热解毒，散瘀消肿。用于急性结膜炎，咽炎，急性黄疸型肝炎，腮腺炎，烫伤，疔痈。用量15～30g，水煎服；外用适量，捣烂敷患处。

一百九十五、紫茉莉

【傈僳族药名】哀摸磨起

【来源】本品为紫茉莉科紫茉莉属紫茉莉Mirabilis jalapa L.。

傈僳族：用茎叶、根。甘，温。清热利湿，活血调经，解毒消肿。用于扁桃体炎，月经不调，前列腺炎，泌尿系感染。用量15～20g，水煎服。外用适量捣烂敷患处。鲜茎叶外用于乳腺炎，跌打

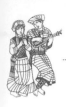

损伤。

一百九十六、紫柄假瘤蕨

【傈僳族药名】咖布介

【来源】本品为水龙骨科假瘤蕨属紫柄假瘤蕨Phymatopsis crenatopinnata（C.B.Clarke）Ching.。

傈僳族：全株，用于肾炎，腰痛。

一百九十七、落地生根

【傈僳族药名】登麻喜

【来源】本品为景天科落地生根属落地生根Bryophyllum pinnatum（Linn.f.）Oken.。全年可采，多鲜用。

傈僳族：用鲜叶、根。淡、微苦、涩，凉。解毒消肿，拔毒生肌。用于吐血，刀伤出血，胃痛，关节痛，咽喉肿痛，乳痛，疔疮，溃疡，烫伤。鲜叶30～60g，水煎服。根用量5～10g，水煎服。外用适量。

一百九十八、葫芦茶

【傈僳族药名】恩摸腊假

【来源】本品为蝶形花科葫芦茶属葫芦茶Tadehagi triquetrua（L.）Ohashi。

傈僳族：用全株。微苦、涩，凉。清热解毒，消积利湿，杀虫防腐。用于感冒发热，咽喉肿痛，肾炎肠炎，痢疾。用量25～100g，水煎服。外用适量。

一百九十九、酢浆草

【傈僳族药名】阿拉擦簸

【来源】本品为酢浆草科酢浆草属植物酢浆草Oxalis

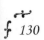

corniculata L.的全草。四季可采，以夏秋有花果时采药效较好，除去泥沙，晒干。

傈僳族：用全草。酸，凉。清热利湿，解毒消肿，舒筋止痛。用于感冒发热，肠炎，肝炎，尿路感染，结石，神经衰弱，筋骨痛，内伤体痛。用量9～15g，水煎服；或生嚼吃，用酒吞服，或用酒浸泡服。外用于跌打损伤，痈肿疮疖。外用适量，捣烂敷患处。

二百、鹅掌金星草

【傈僳族药名】咖布介
【来源】本品为水龙骨科植物金鸡脚的全草或带根全草。
傈僳族：用全草。主治肾炎、腰痛。10g，水煎服。

二百〇一、槐树

【傈僳族药名】比神张子
【来源】本品为蝶形花科槐属槐Sophora japonica L.。
傈僳族：苦，微寒。凉血止血，清肝明目。用于吐血，衄血，便血，痔疮出血，血痢，崩漏，风热目赤，高血压病。用量15～25g，水煎服。

二百〇二、滇白珠

【傈僳族药名】叉倍泪
【来源】本品为杜鹃花科植物滇白珠Gaultheria yunnanensis（Franch.）Rehd.的全株。
傈僳族：用全株，煎洗治风湿痛。

二百〇三、滇皂角

【傈僳族药名】四曲寮子

【来源】本品为苏木科皂荚属滇皂角Gleditsia japonica Miq. var delavayi (Franch.) L.C.L.。

傈僳族：用果实。祛瘀通络，消肿排脓。

二百〇四、滇刺枣

【傈僳族药名】曲土神

【来源】本品为鼠李科枣属缅枣Ziziphus mauritiana Lam.。全年采收，取树皮晒干备用；叶用鲜品，随用随采。

傈僳族：用树皮。涩、微苦，平。消炎，生肌。用于烧伤，烫伤。外用适量。种子可代酸枣仁，用量10～15g，水煎服。

二百〇五、滇苦荬菜

【傈僳族药名】亨沃

【来源】本品为苦苣菜Sonchus oleraceus L.的全草。

傈僳族：高黎贡山多蚂蟥，山间饮水，时有蚂蟥窜入鼻腔，用本品未成熟的种子鲜品搅汁滴入鼻孔，可把鼻腔内的蚂蟥诱出。

二百〇六、滇旋复花

【傈僳族药名】米俄莫

【来源】本品为菊科旋复花属的植物Inula helianthus-aquatica C. Y. Wu ex Ling。

傈僳族：用根。甘、辛，温。清热解毒，消炎镇咳，止喘。用于感冒头痛，久咳不止，胸闷胸痛，头晕等症。用量8～18g，水煎服。

二百〇七、滇紫草

【傈僳族药名】斑咕兹、莫起赛

【来源】本品为紫草科滇紫草属滇紫草Onosma paniculatum Bur.

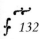

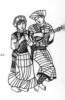

et Franch的根。4～5月或9～10月间挖根，除去残茎及泥土(勿用水洗，以防退色)，晒干或微火烘干。

傈僳族：用根。甘、咸，寒。清热凉血，解毒透疹。用于麻疹不透，急、慢性肝炎，便秘，紫癜，吐衄，尿血，淋浊，烧伤，湿疹，丹毒，痈疡。用量5～15g，水煎服。外用适量，煎汁或熬膏涂敷患处。

二百〇八、滇瑞香

【傈僳族药名】果你贡

【来源】本品为瑞香科黄肉楠属植物滇瑞香Daphne feddei Levl.。

傈僳族：用根。微辛、涩，温，有小毒。祛风除湿，活血止痛。用于风湿关节痛，跌打损伤，胃痛。用量5g，研细吞服或泡酒服。

二百〇九、滇橄榄

【傈僳族药名】阿强神

【来源】本品为大戟科叶下珠属余甘子Phyllanthus emblica L.。

傈僳族：用果实。苦、甘，寒。化痰，生津，止咳，解毒。用于感冒发热，咳嗽咽痛，白喉，烦热口干。用量10～20g，水煎服。煎汤内服或捣汁涂。

二百一十、蓝布正

【傈僳族药名】哀罗马

【来源】本品为蔷薇科路边青属植物路边青Geum aleppicum Jacq.的干燥全草。夏、秋两季采挖，洗净，晒干。

傈僳族：用全草。苦、辛，平。清热解毒。用于肾虚腰痛，头晕眼花，虚火牙痛。用量5～10g，水煎服。

二百一十一、蓝花参

【傈僳族药名】党起很冷

【来源】本品为桔梗科蓝花参属蓝花参Wahlenbergia marginata（Thunb.）A.DC.

傈僳族：用根茎。甘，平。益气补虚，祛痰，截疟。用于病后体虚，小儿疳积，支气管炎，肺虚咳嗽，疟疾，高血压病，白带。用量15～60g，水煎服。

二百一十二、蓝桉

【傈僳族药名】质扒子

【来源】本品为桃金娘科桉属蓝桉Eucalyptus globulus Labill.。

傈僳族：用叶、果实。微辛、苦，平。疏风解毒，抑菌消炎，防腐止痒。用于预防流行性感冒，上呼吸道感染，咽喉炎，支气管炎，肺炎，急慢性肾盂肾炎，肠炎，痢疾。用量20～30g，水煎服。

二百一十三、鼠尾粟

【傈僳族药名】丘西克

【来源】本品为禾本科植物鼠尾粟的全草或根。

傈僳族：全草煎服，治月经不调，产后恶露不绝及妇科症。

二百一十四、鼠麴草

【傈僳族药名】节早俄

【来源】本品为菊科鼠麴草属鼠麴草Gnaphaliumoffine D.Don。

傈僳族：用全草。甘，平。止咳平喘，降血压，祛风除湿。用

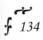

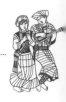

于感冒咳嗽，支气管炎，哮喘，筋骨疼痛，蚕豆过敏。外用于跌打损伤，毒蛇咬伤等。用量6～15g，水煎服。

二百一十五、嘉兰

【傈僳族药名】嘉兰

【来源】本品为百合科嘉兰属嘉兰Gloriosa superba L.。

傈僳族：用根茎。用于肠炎，鼻衄。

二百一十六、管头草

【傈僳族药名】木哭公莫

【来源】本品为菊科天名精属植物烟管头草Carpesium cernuum L.的全草。夏季采收。鲜用或晒干备用。

傈僳族：用全草。苦、辛，寒，有小毒。清热解毒，消肿止痛。用于感冒发热，咽喉肿痛，牙痛，急性肠炎，痢疾，尿路感染，淋巴结结核，疮疔肿毒，乳腺炎，毒蛇咬伤。用量2～6g，水煎服。外用适量，鲜品捣烂敷患处。

二百一十七、膏桐

【傈僳族药名】同奈

【来源】本品为大戟科麻风树属植物麻风树Jatropha curcas L.，以树皮和叶入药。四季可采，多鲜用。

傈僳族：用叶、树皮。涩、微苦，有毒。散瘀止血，止痒，利湿。用于跌打肿痛，骨折，创伤，皮肤瘙痒，湿疹，急性胃肠炎。用量1～2g，捣烂取汁水煎服或外用捣敷。

二百一十八、舞草

【傈僳族药名】节慈鲁莫

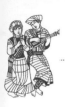

【来源】本品为蝶形花科舞草属舞草Codariocalyx motorius (Houtt.) Ohashi。

傈僳族：用全草。微涩、甘，平。祛瘀生新，舒筋活络。用于风湿骨痛，跌打损伤。用量7.5～15g，水煎服。孕妇忌用。

二百一十九、辣子草

【傈僳族药名】那子俄

【来源】本品为菊科牛膝菊属辣子草Galinsoga parviflora Cav.。

傈僳族：用茎叶。辛，温。止血，消炎，止痛。用于扁桃体炎，咽喉疼痛，急、慢性黄疸型肝炎等症。用量4～9g，水煎服。

二百二十、墨旱莲

【傈僳族药名】莫窝本、节节乌、旱莲草

【来源】本品为菊科醴肠属醴肠Eclipta prostrate L.。

傈僳族：用全草。甘、酸，凉。凉血，止血，滋补肝肾，清热解毒。用于吐血，咳血，衄血，尿血，便血，血崩，慢性肝炎，肠炎，痢疾，小儿疳积，肾虚耳鸣，神经衰弱。用量15～30g，水煎服。

二百二十一、薄荷

【傈僳族药名】薄松俄

【来源】本品为唇形科植物薄荷 Mentha haplocalyx Briq.的干燥地上部分。夏、秋二季茎叶茂盛或花开至三轮时，选晴天，分次采割，晒干或阴干。

傈僳族：用全草或叶。辛，凉。疏散风热，清利头目。用于感冒风热，头痛，目赤，咽痛，牙痛。用量5～15g。水煎服。

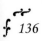

二百二十二、薏苡

【傈僳族药名】生神马丙邱

【来源】本品为禾本科植物薏苡属薏苡Coix lacroyma-jobi L.。夏、秋采取。

傈僳族：用种仁。甘、淡，凉。健脾，补肺，清热，利湿。用于泄泻，湿痹，筋脉拘挛，屈伸不利，水肿，脚气，肺痈，肠痈，淋浊，白带。用量15～30 g，水煎服。

二百二十三、爵床

【傈僳族药名】汪南俄

【来源】本品为爵床科爵床属植物爵床Rostellularia procumbens（L.）Ness的全草。夏秋采集，鲜用或晒干。

傈僳族：用全草。微苦，寒。清热解毒，活血止痛。用于感冒发热，咳嗽，喉痛，疟疾，痢疾，黄疸，肾炎浮肿，筋骨疼痛，小儿疳积，跌打损伤。用量10～15g， 水煎服。

二百二十四、翻白叶

【傈僳族药名】狂义普

【来源】本品为蔷薇科委陵菜属植物西南委陵菜Potentilla fulgens Wall.ex Hook.的根。夏、秋季采挖带根的全草，洗净，晒干或鲜用。

傈僳族：用根、全草。苦、涩，寒。凉血止血，收敛止泻。用于消化不良，消化道出血，痢疾，腹泻，疔疮，风湿痛，吐血，咯血，鼻衄，便血。用量25～50g，水煎服。

二百二十五、魔芋

【傈僳族药名】破言

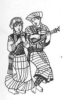

【来源】本品为天南星科魔芋属魔芋 Amorphophallus rivieri Durieu.。

傈僳族：用块茎。辛，有毒。消肿散结，解毒止痛。用于积滞，疟疾，跌打损伤，痈肿，疔疮，丹毒，烫火伤。用量9～15g，水煎服。外用适量，捣敷患处。

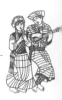

第六章　傈僳族医药代表人物简介

第一节　历史传说中的傈僳族医药人物

恒乍绷，傈僳族农民，出生在澜沧江西岸的一个贫苦的傈僳族家庭，从小随父打猎、采药，后流落到澜沧江东岸康普后山的莫言古（亦称弥尔古）村。劳动和流离的生活，不仅使恒乍绷成为有名的射手和草药，而且也培养了他与贫苦群众息息相关的感情以及不屈不挠的反抗精神。他当上"萨尼"（巫医）后，在为贫苦的傈僳族群众散药治病过程中，威望日增，被奉为高于氏族头人和"萨尼"之上的"神王"。据《滇系·事略》载"（嘉庆）八年癸亥维西力些（即傈僳）藤鲊蚌（即恒乍绷）纠众作乱，总督玕驻剑川集兵剿之，逾年始授首，余众咸就抚。藤鲊蚌知医药，所治病既俞（愈）只搏酒食，却钱币，诸夷咸相亲爱。驻防某千总吓以邪教，得赂方止，已非一次。继之者大有所欲，诱而击之空室。于是夷众愤怒持械劫之去。驻防以作乱报，维西协副将即令千总以兵五十往，拘捕，反斗伤兵十余人，并杀千总，事逐不可已……"。随着群众反对封建压迫斗争的发展，他也就成为起义领袖和组织者。1801年恒乍绷联合怒、白、汉、纳西等族人民掀起了傈僳族历史上规模最大、影响最深的起义斗争。斗争历时两年多，革命烈火烧遍八个省，先后消灭了康普土司等大小头目及清朝官兵数千人，迫使清朝查办了维西厅守备及其他贪官污吏，免除了维西土司的一些封建特权，减免了33个府、厅、州、县的三年赋税和铜课。1803年10月，清军分四路进攻怒江地区，乌恒布、别的扒等先后被俘杀。越十日，由于拉马洛村奴隶主向清军告密，恒乍绷壮烈就义。

第二节　傈僳族医药代表人物简介

一、怒江傈僳族自治州

李树林，男，1951年出生，傈僳族。原福贡县石月亮乡农技站站长，保山农校毕业，主要从事农业技术服务工作。在从事自己的本职工作之余，为当地百姓看病，在民间已行医30多年，其行医经验为祖父母口授心传，并在实践总结积累。自述认识中草药几百多种，能自己上山采集一百多种，但因未系统学过中医药基础知识，不知道中草药名称。所用药材多为自采，每年9、10月份在高黎贡山山区、坝区、江边等区域采挖。其诊疗治病方法以经验为主，尚未梳理过本民族的医药理论内涵，行医疗法无文字记载

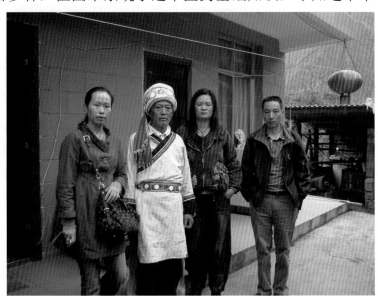

课题组成员与傈僳族民间合影图左2为李树林医生

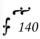

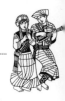

可查。擅长治疗骨折、脱位、损伤、瘫痪等，也熟悉风湿病、妇科疾病、肾结石等的治疗。诊断方法主要是看（舌苔、眼睛）、触摸，根据病人主诉，结合医疗机构现代影像诊断结果。骨折、脱位、损伤治疗方法内服中草药结合外包扎、敷药；瘫痪治疗方法内服中草药结合按摩。按摩技术是祖传，尚未总结其医药基础理论。在当地为村民治病较有名气，病人来源广，有福贡、维西、贡山等地居民，也有境外缅甸来的居民，每年病例多达500～600人。目前无人跟其学习医药经验。

四付妹，男，60多岁，傈僳族。自述行医已三十多年。多次参加中、西医卫生知识培训，原为福贡县子里甲乡秀谷村一组村医。能治疗呼吸系统、肝炎、肠胃炎症、肾炎、肾结石、风湿性疾病、妇科等疾病。采用中西结合加祖传秘方对患者进

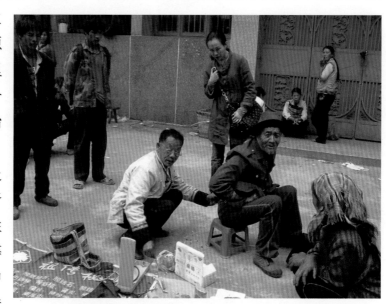

傈僳族医四付妹在鹿马登乡集贸市为患者治疗

行施治，会使用针灸疗法、拔火罐。识中草药近百种，多为自采，常将中草药粉碎成粉，几种混合后口服。

潘正华，男，1950年出生，鲁掌村下寨，傈僳族。初中文化，目前无人跟学，行医技能主要是自学。23岁开始学医药，自学形成独自的民间医疗方法。采药自2000～6000m的怒江地区。自己尝药，动物尝药、自己解药。主要擅长于治疗脑病、风湿病、类风湿病、疼痛、不

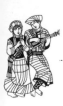

孕症、骨髓移植病、眼病、咽喉肿痛等。用药方法：鲜用或制成饮片用，内服。水调、酒调、醋调、糊剂、蛋清调等外敷，外用。习用药材：酱头（苦楝根），肠炎，外敷治疗。杖主根内服、支根外用。一炷香，烧杆拌灰治疗跌打劳伤。叶治喉咙发炎。玉竹治疗虚劳。过江龙治疗跌打劳伤。岩爬草退肿瘤。大肚石斛治疗乳腺增生。八爪金龙治疗咽喉肿痛。香柏红具有拔毒功能。马鹿果治疗跌打劳伤。松山石斛治疗跌打劳伤、瘀血、疼痛。葱花石斛治疗糖尿病。独根蒜治疗风湿、骨痛、骨刺、

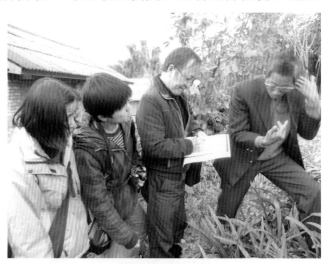

潘正华医生向课题组成员介绍自种的傈僳族药

颈椎病，药用根和种子。姜黄药用根茎治疗瘀血，药用主根治疗膀胱病、糖尿病。七叶莲药用全株，补虚，治疗瘀血、疼痛。罗汉松怒江药用全株治疗瘀血、疼痛。大接骨丹药用茎、叶治疗外伤。儿多母苦次根为主要药用，治疗妇科疾病。

曼介才，男，1959年出生，秤杆乡双纳王地村，傈僳族。小学三年级文化，行医技能祖传，是本家族的第五代传承人，以民间草药应用为主，

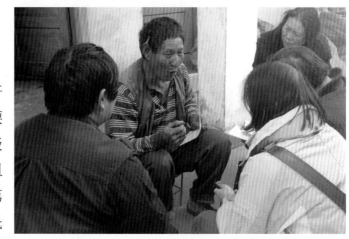

课题组成员在称杠乡街头采访曼介才医生

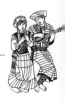

诊断以看相、看手指尖、脉理。擅长治疗胆囊炎、肺结核、胃病，胃癌、肺癌，妇科的附件炎，肝炎。治疗肝炎7天1疗程，一般服用3～5疗程。药用三分三、乌头外敷治疗风湿。治疗肺结核药用龟板、松萝、灵芝。治疗关节炎药用狗响铃、骨碎补。治疗水肿药用商陆。治疗皮炎药用卖麻叶、桉叶。治疗跌打损伤药用隔打皮。治疗刀伤、水肿、除积水药用象皮锉粉加马尾黄连。治疗外伤、水肿药用海螵蛸。治疗疥疮、痔疮、扁平疣、阴道滴虫药用臭松丹。

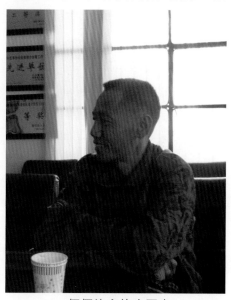

傈僳族安格生医生

安格生，男，傈僳族，1964年生，曾在怒江卫校学习过。行医24年，范围涉及中医和西医。中医药主要治疗腹泻、痢疾、毒蛇咬伤、骨折。诊断：问诊为主，偶尔看面相或舌象来诊断贫血。治疗腹泻主要用黄龙尾煮水吃（鲜用）。自采药材有柴胡、防风等。一年治疗患者几千人次，因季节不同而有差异。感冒：常用月星草、柴胡、防风等。病人以冬季为多，习惯煮大锅药给病人，原因是病人不会自己煨药、量不会控制。一天有十多个病人。毒蛇咬伤：用白花蛇舌草，外敷。腹泻、痢疾：仙鹤草，汤药。现子女无人跟学。

余福山，男，傈僳族，1962年生，曾在怒江卫校学习过。曾跟村

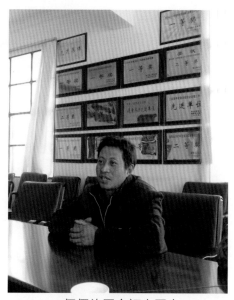

傈僳族医余福山医生

中民间医生学习过，自学。当过兵，在部队也接触过西医。现在村卫生室使用的中药材均制定计划，由上帕镇卫生院统一采购。每年都上山采药，不同季节采的药材

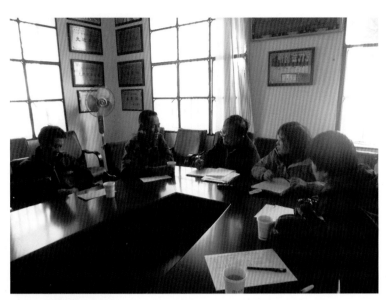

课题组成员在福贡县卫生局访谈安格生和余福山医生

不一样，11~12月份采根，5~6月份采花。

普庆叶，男，1949年出生，傈僳族，鹿马登乡麻甲底村人。1966年在怒江州中医培训班学习结业，是当地傈僳族民间医生。擅长治疗感冒，肺结核，气管炎，支气管炎，肺脓肿，心肌炎，心脏病，风湿性关节炎，坐骨神经痛，热风湿，

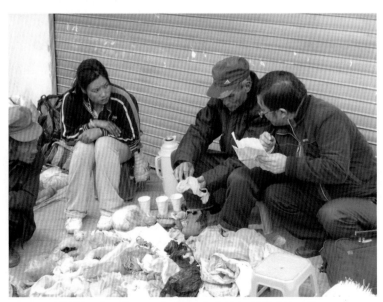

课题组成员在石月亮乡街头访谈傈僳族民间医。
图中右2为普庆叶医生

寒风湿，骨结核，骨髓炎，骨折，肾炎，肾结石，前列腺尿道炎，肛

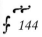

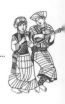

门痔疮，肠胃出血。病人来源：附近村民，福贡、贡山、六库等地患者，平均每月看病患者为140～160人。

鲁阿生，男，马吉乡旺基独村，傈僳族，1951年出生。1966年在怒江州中医培训班学习结业，是当地傈僳族民间医生。

阿池路妈，女，1941年出生，傈僳族。现居住在怒江州泸水县上江乡蛮云村弯岗小组。行医近50年，医技医法最初从上海中医医疗队支边支援时学习获得，并在长期的实践中总结归纳。主要治疗牙痛、肌肉扭伤、软组织损伤、骨脱臼等。跌打损伤一般凭经验手感可以诊断，治疗仅用核桃油、油精。常用的药物有刺颠茄、核桃油，一般都自己采集。一年治疗的患者有上百人。

左应华，男，1961年出生，傈僳族。现居住在怒江州泸水县上江乡蛮云村旧乃山小组。行医近20年，医技医法为祖传，主要是口传身教。主要治疗疾病有疝气、脱肛、扁桃体炎、遗尿等。熟悉10多种傈僳族草药，常用5～6种。目前一般只为家族内的人治病。

王三妞，女，1983年出生，傈僳族。现居住在怒江州泸水县上江乡蛮云村旧乃山小组。行医近5年，医技医法为祖传，专治疟疾。根据祖传对疟疾的认识来诊断。

密季秀，女，1934年出生，傈僳族。现居住在怒江州泸水县上江乡蛮英村。行医近30多年，医技医法为祖传，会治疗月经不调、产后腹痛、小儿发热、腹泻腹痛，擅长治疗月经不调，产后腹痛。

茶忠明，男，1960年出生，鲁掌村上寨，傈僳族。祖传三代，信仰基督教。行医26年，擅长治疗寒病、癫痫，对接骨有独特的方法。夹板用松树树枝（明子）毛板4块组成，加三个药于夹板内，药材鲜用，四季可采。治疗癫痫6天一疗程，用奶水作药引子。

普四加，男，傈僳族，1946年出生，福贡县上帕镇古泉村人，主要治疗接骨，内科，外科。

格支们，男，傈僳族，1967年出生，主要治疗感冒，腹泻。

余文生，男，傈僳族，1955年出生，主要治疗风湿、妇科、肾结石、内外科。

普叶加，男，傈僳族，1955年出生，主要治疗骨折、毒蛇咬伤，内外科。

二、迪庆州维西傈僳族自治县

秦应宗，男，1942年出生，纳西族，退休在家，现住维西县则那村。长期居住在傈僳族村寨，是个傈僳族通，熟悉傈僳族医药。20岁开始随鲁甸一喇嘛学医2年，22岁独立。1969年合作医疗培训十一批学员，1995年～1998年曾担任医专班教师，现存有自写讲义、经验积累手写本等纸质资料。看病主要采取脉诊、手相和耳相相结合。中医、西医和针灸均熟悉，擅长治疗风湿病、外科、儿科和杂病等。认识70～80种草药，均自采。现带徒弟4

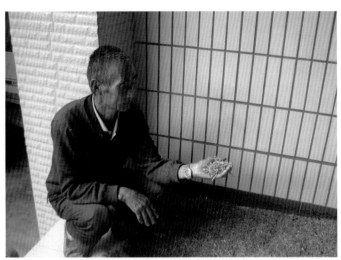

傈僳族医秦应宗加工的药材

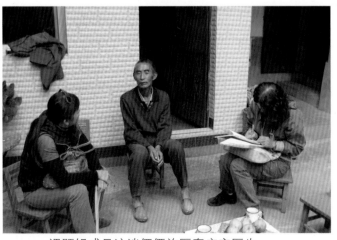

课题组成员访谈傈僳族医秦应宗医生

名，其中有其四女儿，永胜、剑川和大理各一名。用青叶胆治疗肝

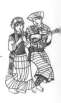

炎、胃不舒服；用麝香草治疗风湿、感冒；萹蓄清热、利湿等。此外，还介绍了以前当地曾流行疟疾和疥疮，疥疮当时民间用大叶杜鹃花（开白色花）的叶上寄生包生搽患处，疗效尚可。

余秀珍，傈僳族，1954年出生，维西县康普乡村医。会治疗一般常见多发疾病，擅长治疗妇科疾病。熟悉35多种中草药。

余生，傈僳族，1955年出生，维西县康普乡村医。会治疗一般疾病，擅长治疗胃病。熟悉50多种中草药，每年治疗病人约60多人。

腊泽帕，傈僳族，1924年出生，维西县攀天阁乡人，行医40多年。擅长治疗骨折，熟悉100多种中草药，常用当归、黄芪、羌活、杜仲等，每年治疗病人30多人。

熊文吉，傈僳族，1937年出生，维西县攀天阁乡人，行医35多年。擅长治疗骨折、外伤，熟悉100多种中草药，常用川芎、生地、丹参等，每年治疗病人30多人。

和世明，傈僳族，1954年出生，行医9多年，为维西县永春乡村医。会治疗创伤、常见病、多发病，擅长流行性感冒、肠胃炎、急腹症、常见妇科病，熟悉150多种中草药，常用甘草等15种中草药，每年治疗病人1500多人。

余明义，傈僳族，1944年出生，维西县永春乡人，行医20多年。会治疗常见病，擅长流行性感冒、骨折、胃病、妇科病，熟悉200多种中草药，常用黄芩等100种中草药，每年治疗病人2000多人。

黄文东，傈僳族，1978年出生，维西县永春乡人，行医13多年，为村医。会治疗创伤、儿科、常见疾病，擅长儿科疾病、妇科、胃炎，熟悉200多种中草药，常用杏仁等30种中草药，每年治疗病人1500多人。

蜂盛春，傈僳族，1979年出生，维西县永春乡人，行医11多年，为村医。会治疗常见多发病，擅长内科、急腹症，熟悉50多种中草药，常用防风等20种中草药，每年治疗病人1000多人。

蜂梅，傈僳族，1986年出生，行医3多年，为维西县永春乡卫生

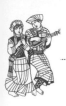

员。会治疗常见多发病，擅长内科、儿科，熟悉20多种中草药，常用天麻、党参、附子、生姜等10种中草药，每年治疗病人5000多人。

王艳辉，傈僳族，1985年出生，行医4年多，为维西县永春乡村医。会治疗常见多发病，擅长内科、外科、儿科，熟悉150多种中草药，常用重楼、半夏、麻黄、桂枝等30种中草药。

马延勋，傈僳族，1949年出生，行医31年，为维西县永春乡村医。以西医为主，但能用中草药治疗伤风、感冒、肾炎、胃痛等。熟悉50多种中草药，常用陈皮、银花等26种中草药，每年治疗病人1000多人。

和志新，傈僳族，1949年出生，为维西县维登乡人，行医30年。会骨折复位、固定，擅长治疗骨折。熟悉15种中草药。

和自荣，傈僳族，1941年出生，为维西县维登乡人，行医40年。会骨折复位、固定，擅长治疗骨折。熟悉20种中草药。

余要水，傈僳族，1949年出生，为维西县巴迪乡人，行医30年。会治疗跌打损伤、接骨、妇科病、小儿疳积，擅长妇科病、跌打损伤。熟悉120种中草药。

别中落，傈僳族，1947年出生，为维西县巴迪乡人，行医30年。擅长治疗跌打损伤、接骨。熟悉40种中草药。

三、其他州市傈僳族乡

（一）德宏州盈江县苏典傈僳族乡

早再富，男，1947年出生，傈僳族，现住盈江县苏典傈僳族乡苏典村中寨。38岁开始从医，22岁开始跟人学习傈僳族医药，擅长治疗跌打损伤、胃病、肝病、妇科等。治疗跌打损伤主要是外包，只用一种新鲜草药外包，并根据患者情况给予2～3种草药口服。行医技术跟下勐撒村的老草医学习得来，自己继承后无新的发展，完全保留了师傅的用药经验。现儿子正学认药，但不单独行医。患者数量一年内，

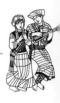

病情较重的有30多个，一般疾病的患者较多。

早明富，男，1935年出生，傈僳族，现住盈江县苏典傈僳族乡苏典村新寨。30岁开始从医，行医技能跟母亲和外公学习。擅长治疗骨折、劳伤、瘀血等。患者来源全乡范围内，也有境外的患者来求医。内伤诊断主要以问诊

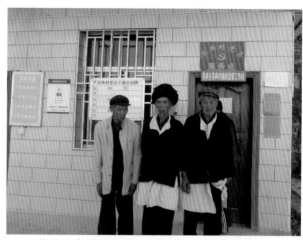

苏典乡傈僳族民间医合影，左为早明富、右为早再富，中间为余文富

为主，结合望眼睛、舌头等。外包，跌打损伤可以揉，能散血。

余文富，男，1942年出生，傈僳族，现住盈江县苏典傈僳族乡苏典村大寨。擅长治疗烧伤。行医技术跟老婶习得。现儿子正在跟学，有家庭式医院。

窦相保，男，傈僳族，70多岁，擅长治疗妇科、肝炎、不育不孕、疟疾等。行医技能祖传加自学。现在境外开诊所，患者较多。

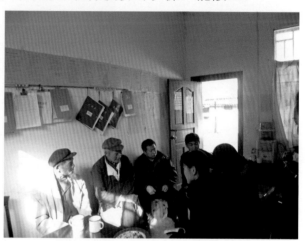

课题组成员访谈苏典乡傈僳族民间医

（二）丽江市永胜县松坪傈僳族彝族乡

张学瑞，男，1948年出生，傈僳族，家住松坪乡米厘村。原任永胜县松坪乡书记，现已退休在家。小学文化，1966～1975年当了10年的保健医，后来当了书记。擅长治疗骨折、胃炎、扁桃体炎、偏头痛

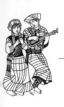

等。其行医技能从父亲传承而来。

（三）丽江市永胜县六德傈僳族彝族乡

兰氏一家，傈僳族，丽江市永胜县六德乡双河小米田村，一家三代，爷爷兰开明，父亲兰玉华，儿子兰永平。主要治疗精神疾病，用药自采，有12种固定，有2～3种根据病情调整。一般吃1～2副药，药物用开水泡服用，连续可泡一周，会饮酒的人可以用酒泡。酒泡的效果比水泡的好。

（四）大理州宾川县钟英傈僳族彝族乡

袁光明，男，1955年出生，傈僳族，文化程度中专。从1974年开始从事傈僳族和中医药。当年在钟英乡西山麦坪朗大山头居住，因缺少药而学习中草药，受到当地百姓认可，并到大理州卫校进行

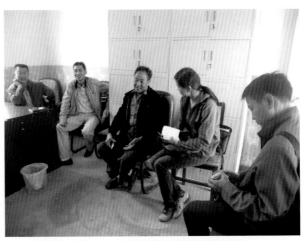

课题组成员访谈傈僳族民间医张学瑞，图中间为张学瑞医生

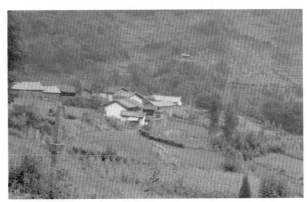

课题组成员实地走访六德乡双河小米田村

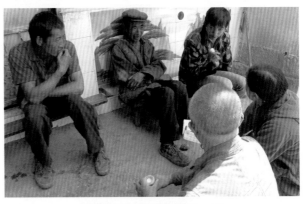

课题组成员拜访兰氏一家

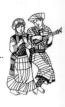

过中医药系统学习。对常
见多发病有治疗特长，擅
长治疗肝病、腰椎病、消
化道和泌尿系统疾病。对
患者主要以望、闻、问、
切辨证施治，用药以草
药、中药为主，熟悉300
多种中草药，对自己的行
医经验和体会有文字记

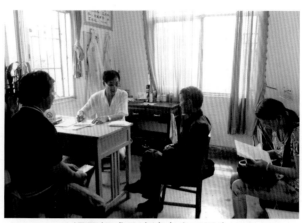

课题组成员访谈袁光明医生

录，有医学经验手抄本。现在未带徒弟。

四、散在傈僳族地区

（一）临沧市耿马县

胡氏一家

据胡大、胡三两兄弟的叙述，目前可追溯到胡家最早从事傈僳族
医药的先辈是他们的外公。外公姓曹，会木匠活，别人尊称他为曹木
匠，外公从永德迁徙来。
外公将自己所知的傈僳族
医药传给自己的儿子曹
二，曹二继承父亲的医技
医法后，将家族的傈僳族
医药发扬和传承，由胡氏
几兄弟跟学。胡家共有
兄弟6人，其中胡大、胡
二、胡三、胡六都曾跟曹
二学习过，后来的发展各

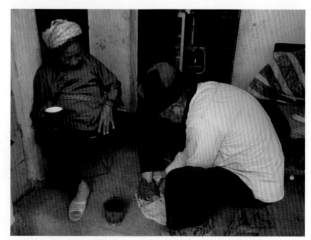

傈僳族医胡大在为骨折患者外敷药物

不一致。胡二因身体原因中断了行医；胡六曾当过兵，在部队接受过现代西医培训，他行医特点是将傈僳族医药与西医相结合。胡大和胡三一直在行医，能看的病种基本相同，也各自发现新的当地药用植物。胡三目前无人跟学。胡大的外孙跟着胡大一起上山采药，认识一些草药，但不会独立配药看病。胡氏两兄弟姨妈的孙女，即他们的外侄女跟着胡大学习过，叫云大妹，擅长治疗妇科。胡氏一家擅长治疗的疾病有：肾结石、妇科、骨折（跌打损伤）等。

胡大，男，傈僳族，现住耿马县城。缅甸的也来。糖尿病、肾结石、糖尿病、痛风、妇科风湿等病看病的人多。诊断能看指甲，用手指按压中指指甲，看指甲颜色恢复情况，根据恢复的程度或时间来判断病情，可以初步

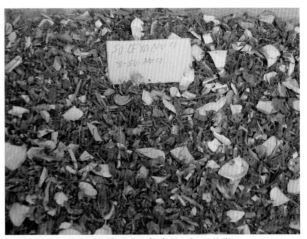

傈僳族医胡大常用煎服药物

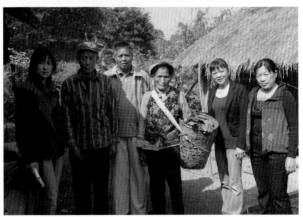

课题组成员与傈僳族医胡三家合影，图左2为胡三，左4为曹大妹

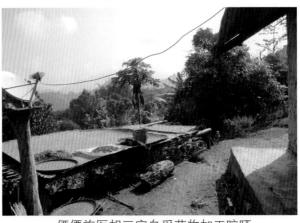

傈僳族医胡三家自采药物加工晾晒

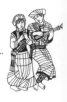

诊断心脏是否有问题。

胡三，男，傈僳族，现住耿马县孟定镇芒美村（原福荣乡）。在当地傈僳族居民中有一定影响力，是傈僳族的头人。信仰基督教，不识汉字，懂傈僳语言。

曹大妹，女，傈僳族，胡三的妻子，现住耿

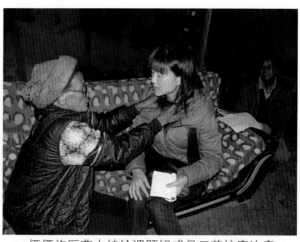

傈僳族医曹大妹给课题组成员示范按摩治疗

马县孟定镇芒美村（原福荣乡）。信仰基督教，不识汉字，懂傈僳语言。

二人行医是祖传加长期行医积累，妇科疾病如炎症、不孕症一般由曹大妹主治，肾结石、跌打损伤(骨折)、胃肠疼痛等一般由胡三配好药，药方用的中草药基本固定，大多数是自己上山野采集来。胡三熟悉一百多中草药，亲自品尝确认草药是否有毒。胡三每年12月份前后都上山采中草药材。胡三无傈僳族医药理论，但自认为得病是主的惩罚，在看病行医前进行祷告，祈求主的宽恕；疾病诊断主要根据病人的主诉和医疗机构的检验报告；用药全靠实践经验。本人乐意将行医经验传授，但目前无传承人，主要原因上山挖药辛苦。

接骨世家

杨绍德，男，傈僳族，1954年出生，现住临沧市耿马县孟定镇芒

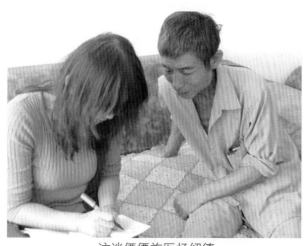

访谈傈僳族医杨绍德

153

艾村，擅长治疗接骨。其医技医法为祖传，可追溯到的祖辈为外婆。其爹杨方旺也跟人学习过中草药，杨绍德继承了外婆和父亲两人的行医技能。他9岁开始就跟外婆上山采药、认药、识药，17岁开始独立行医，行医39年来未间断过，目前带着自己的儿子大强

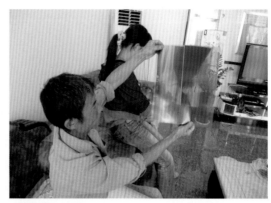

傈僳族医杨绍德介绍其诊断骨折的经验

跟学，但大强暂时还不会单独看病。杨家在耿马县孟定镇治疗骨折和跌打损伤名气较大，一年有上百的病人，都是经别人介绍自己找上门来求医。病人除了当地人外，还有永德、镇康、境外缅甸等地方慕名而来的。诊断时，以医疗机构出具的影像诊断证明为主，一般都要求病人携带当地医疗机构拍照的X光片。杨绍德自己会看影像图片，望伤情较有经验，并根据病情来用药。治疗方法一般外包草药加口服汤药。外包草药方由21味傈僳族药组成，不同病人用的药物种类基本一致，但十分讲究药物用量，根据患者病体和病情，重的要兑重，轻的要兑轻兑，骨头断或碎用药量不同。如果外包药物的量没有掌握好，就包不好，有些会痒，有些会烂。如果骨头碎了，擢着肉的就不包。认为擢着肉包药会发炎，开发性骨折，需要在医疗机构处理伤口，等伤口愈合才包药。七天一包药，3包药，严重的加一包，共包药28天。如果脚骨折，接骨25天必须要走路。25天不走路，就会硬，脚不灵便。是否加口服药，则根据其是否有内伤来确定，内伤诊断

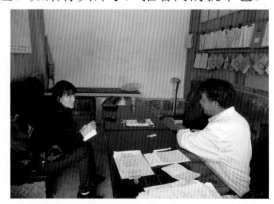

课题组成员在中和乡高田村卫生室访谈
傈僳族医杨正仁

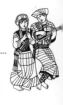

根据是否吐血来确认。杨家在当地名气较大，认为除疗效好外，主要是没有后遗症，即在他家包的患者天阴下雨不会疼。

（二）保山市腾冲县

杨正仁，男，1947年出生，傈僳族，现为中和乡高田卫生所村医。从1966年开始从事医药，其间自学过傈僳族医药，曾到保山市卫校接受过短期培训，懂西医药。傈僳族医药是通过前辈老医生指导学习获得，能治疗月经不调、慢性支气管炎、尿道炎，认识50多种草药，如猪棕草、蜜蜂草、金银花、升麻、柴胡、前胡等。所用中药是自己上山采挖，每年大约治疗100人次，无医疗经验手抄本及医案病例记录。

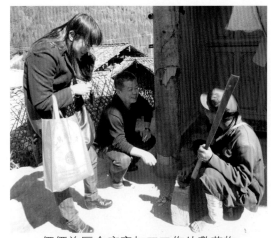

傈僳族医余庭富加工刀伤外敷药物

余庭富，男，1955年出生，傈僳族，腾冲县中和乡高田村五社村民，从事民间医药20年，曾经跟前辈学习过傈僳族医药知识技能，加上自己经验积累，治疗跌打损伤、骨折、妇科

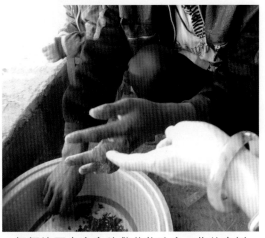

傈僳族医余庭富外敷药物治疗刀伤的病例

炎症、肾结石、蛇伤，中草药均为自己上山采挖，曾尝试过将野生草药家种，但药效减弱，不理想。熟悉100多种草药，每年病例约400人次，常用草药20多种。

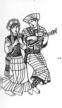
五、其他调查统计的傈僳族民间医生

在调查过程中，当地受访群众和民间医给课题组提供了他们熟知的傈僳族民间医基本信息。

（一）怒江州泸水县傈僳族民间医

将胡寿　怒江州泸水县上江乡付坝村

全宝珍　怒江州泸水县上江乡新建村

李春珍　怒江州泸水县鲁掌镇鲁掌下寨

优龙益　怒江州泸水县上江乡蛮云村黄土坡

三益林　怒江州泸水县上江乡蛮云村大弯子

黄左明　怒江州泸水县上江乡蛮云村

李益华　怒江州泸水县上江乡丙奉村

亚学生　怒江州泸水县上江乡蛮英村水沟头

阿干波　怒江州泸水县上江乡蛮英村关地平小组

杨绍云　怒江州泸水县上江乡蛮云村弯岗组

杨正刚　怒江州泸水县上江乡蛮云村旧乃山

黄桂秀　怒江州泸水县上江乡蛮云村旧乃山

（二）大理州宾川县傈僳族民间医

杨学武　男，大理州宾川县钟英乡大龙塘村

李秀英　女，大理州宾川县钟英乡岔箐村

李玉学　男，大理州宾川县钟英乡唐古地利哩箐村

李从秀　男，大理州宾川县钟英乡唐古地利哩箐村

李先波　男，大理州宾川县钟英乡唐古地利哩箐村

谷绍忠　男，大理州宾川县鸡足山镇大松坪

朱明亮　男，大理州宾川县鸡足山镇鸡坪街

（三）临沧市耿马县傈僳族民间医

张　大　临沧市耿马县孟定镇芒艾村

余　四　临沧市耿马县孟定镇得龙村

老　九　临沧市耿马县孟定镇芒艾村（已过世）

曹　四　临沧市耿马县孟定镇芒艾村（已过世）

第七章　傈僳族医药传说与趣话

傈僳族医药传说与趣话是傈僳族人民群众的艺术创作。在无文字记录的年代，傈僳族利用传说和趣话来描述特定傈僳族医药相关的历史人物或历史事件，解释某种地方风物或习俗。傈僳族医药传说既不是真实人物的传记，也不是历史事件的记录，但有一定的依据，尽管听起来神乎其神，但仍是我们研究傈僳族医药历史及现状的重要素材。

第一节　傈僳族医药与巫的传闻

傈僳族医药与巫属于拟人医疗体系，暂且不去考虑宗教信仰或巫术所达到的实际效果如何，而是从其社会文化的意义去思考，可以从中获得许多有价值的解释。首先，巫术作为一种对超自然的操纵，我们可以了解到实施这一活动民族主体的世界观、生命观，进而更深层地了解这一民族的思维构成和内心世界；其次，巫术在一定程度上代表了民族传统信仰和文化的某些特征，使个体间寻找到了认同和增加了彼此间的凝聚力；第三，巫术的治疗仪式虽然没有唯物主义的基础，但是它长期被少数民族应用于治病救人的实践中，这一实践活动自古便伴随族群母体社会和历史演变的始终，而未曾终断，这说明了它有着顽强的生命力，从心理层面满足了人们对健康的向往，并可以

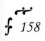

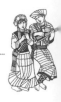

增加病人克服疾病的信心；第四，无论外界如何去评价这一行为和思维方式，它始终为当地人所认可和推崇，并构成了一种地方性知识体系，根植于人们的社会生活之中。

一、傈僳族的"尼扒"

傈僳族过去不懂医药，土医也只能治外伤，人畜有病即以为是鬼怪作祟，请"尼扒"（巫师）祛鬼。祛鬼时先由尼扒侦查是哪种鬼作祟，而后杀牲驱赶。若病仍不愈，就另请"尼扒"侦查，再杀牲敬另一种鬼。因此有的往往杀牲数只，祭多次，但病仍不愈。这种迷信对人危害较大，有的人家因祭鬼神而破产。新中国成立后，由于党和政府对傈僳族人民的关心，随着无神论教育和卫生事业的发展，这种迷信习惯有了很大的改变。

二、傈僳族的蛊毒

在中国，信仰蛊毒的民族历史上都善于使用毒药，它们是壮族、瑶族、苗族、布依族、侗族、黎族、水族、傣族、怒族、白族、纳西族、彝族、羌族、高山族、傈僳族、哈尼族、拉祜族、景颇族、普米族和广东、福建一带的部分汉族以及未识别民族摩梭人等共约20个民族。这些民族主要分布于中国南方的热带和亚热带地区，这也说明蛊毒的产生，有可能与多毒的地理环境有关。

在对蛊的信仰中，各个民族都有自己本民族的特点，但随着社会的发展和外族思想文化的传入，蛊的观念也受到冲击，它并不排斥外来的东西，而是吸收了外来蛊信仰中的某些因素。比如，汉人早期的蛊毒十分简单，从汉代以后的蛊毒，人为地给它披上了神秘的面纱，便是受到来自南方少数民族蛊毒影响所致。在各民族的民间，很多群众相信蛊毒的真实存在，也甚信仰，蛊的观念在一定程度上构成了民族民间文化的一个重要组成部分。放蛊造成了社会的恐慌和不安定，

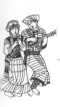

蛊的恐怖可怕充斥了人们的头脑，因此，对蛊的预防验证渗透在人们的生产、生活的各个方面，有些甚至演化为风俗习惯（如壮族的交杯酒习俗，其本意就是防坏人放蛊的需要）或生活禁忌（如云南傈僳族地区，外来的客人不能随便去抚摸小孩子的头顶，自己认定是慈祥的抚摸，但他们看来却是放蛊要害人）。在少数民族地区，人们不愿意外出远行经商，原因就是怕遭别人暗算放蛊受损害，这样的观念束缚了人们经济、思想的发展，应引起严重的注意。

傈僳族有一种叫恋药的蛊毒，不论什么鸟若飞伏在地面就死的话，在鸟死之地，刮取一下些粉末，就成了蛊毒，若给外人食后，就可随你左右。它应用的思维也建立在接触律基础上。

第二节　傈僳族医药传闻

一、傈僳族的酒曲

根据各民族酒曲来历的创世史诗和神话传说，各民族群众中，发现酒曲的人多是猎人或从事农耕的男性先祖，因此，可以认为，有意识地采集、挖掘能诱导食物酵化成酒的植物，应在母系氏族晚期或父系氏族社会形成以后。怒江的傈僳族以苦草（即龙胆草）为主要原料配制酒曲，做法是将苦草春碎捏成团，在甑子里蒸透，捂在竹筐中数日，发酵后即成酒曲。

二、傈僳族民间中草药的传说

永胜县东风傈僳族也有一些应用民间中草药的神奇传说，诸如一个人受了刀伤，随手采摘树林里一种叫"蛇药"的揉碎抹，痊愈后不会留瘢痕；只要把"迷魂药""情爱药"微量地抹一点在指甲缝里就会显示神奇的作用；一些地方的傈僳族先民还传言傈僳族过去有接

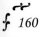

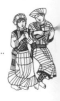

树等本领。可惜的是，传说中的许多东西在现实生活中已经得不到佐证。

在大理州云龙县表村傈僳族乡流传着"只要有叶下花，不怕骨头砸成渣"。

第三节 傈僳族医药趣话

一、傈僳族音节文字记载的医药知识

傈僳音节文字文献中记载："眼睛疼的药是贝壳，上肢疼的药是蜂蜡，头痛的药是石藤，腰疼的药是草根，心脏病的药是野果，下肢疼的药是酥油。"

二、傈僳族的奇特中草药

（一）怕灰树

泸水县上江乡蛮英村民间草医黄左明介绍了一种有趣的植物，它的学名是忍冬科荚莲属水红木，是一种常绿灌木，叶面被有灰白色腊质，揉后出现灰白色痕迹，故俗称"怕灰树"，又叫"揉白叶"。怕灰树在怒江州广为分布，从海拔760米的河谷到3000米的高山都有生长。它的根叶、花都能治病，根能祛风活络，治跌打损伤，风湿筋骨疼痛；叶能清热解毒，治痢疾肠炎，口腔炎，外治烫伤，皮肤搔痒；花能润肺止咳，治肺燥咳嗽。怕灰树的叶子原是暗绿色的，但一经揉弄，但出现白色痕迹，这一怪现象还有待于进一步地研究和探索。

（二）山歌草

在怒江州峡谷地区分布有一种会跳舞的草，属于多年生小灌木。这种草叫山歌草，只要你对它唱山歌，它就会舞动起来。经鉴定，山

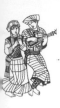

歌草是蝶形花科山蚂蝗属植物舞草。舞草也非广西、贵州、西双版纳所特有，它还产于我国华南、西南的广大地区，印度、缅甸、越南、菲律宾等国也有分布。它也是一种中草药，药名叫接骨草。顾名思义，它的枝叶有舒筋活络的作用。浸酒服，能强壮筋骨，治风湿骨痛。叶治跌打，还可接骨。

第四节　民间傈僳族医发现药物的故事

中国古代有关史料中曾有"伏羲尝百药""神农尝百草，一日而遇七十毒"等记载。虽都属于传说，但说明药用植物的发现和利用，是古代人类通过长期的生活和生产实践逐渐积累经验和知识的结果。傈僳族民间发现药物的功效有自己独特的方法。临沧耿马县傈僳族民间医生胡大，在上山采集药物时，发现到了冬天，豪猪专门咬一种树的根，他把那个树根的叶拿来，尝试治疗胃炎，发现效果不错，人吃了后无副作用。

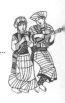

参考书目

1. 怒江傈僳族自治州卫生志编纂委员会编. 怒江傈僳族自治州卫生志[G]. 昆明：云南民族出版社，1997.

2. 曾育麟. 滇人天衍——云南民族医药[M]. 昆明：云南教育出版社，2000.

3. 云南省药物研究所、云南省民族药工程技术研究中心. 云南民族药志（第1卷）[G].2009年，昆明：云南民族出版社。2009.

4.4. 全国政协文史和学习委员会暨云南省政协文史委员会. 傈僳族百年实录[G]. 北京：中国文史出版社，2010.

5. 福贡县地方志编纂委员会. 福贡县志[G]. 昆明：云南民族出版社，1999.

6.《维西傈僳族自治县概况》编写组和《维西傈僳族自治县概况》修订本编写组. 维西傈僳族自治县概况[M]. 北京：民族出版社，2008.

7. 云南省社会科学院. 三江腹地的傈僳族文化王国—维西[M]. 昆明：云南人民出版社，2005.

8. 碧江县卫生局《卫生志》编写. 碧江县卫生志[G].1昆明陆军学院印刷厂印刷（内部发行），1988.

9. 福贡县卫生志编纂小组，福贡县卫生志[G].1990年，大理市印刷一厂印刷（内部发行），1990.

10. 福贡县地方志年鉴编辑部. 福贡年鉴[G]. 福贡县地方志办公室出版发行（内部资料），2008.

11. 维西傈僳族自治县中药资源普查办公室. 维西傈僳族自治县中药资源名录[G].1987.

12. 维西县中药资源普查办. 维西傈僳族自治县中药资源普查资料汇编[G].1987.

13. 李汝春. 恒乍绷的故事[M]昆明：云南民族出版社，2001.

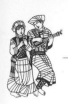

参考文献

1.王寅，郑进，盖沂超.东方大峡谷的民族医药之花——云南傈僳族医药简介[J].云南中医学院学报，2008(01).

2.龙鳞.傈僳族医药文化[J].中国民族民间医药，2010(01).

3.林芳飞.傈僳族特色疗法[N].医药养生保健报，2008-02-04(006).

4.彭朝忠，祁建军，李先恩.宁蒗傈僳族治疗呼吸系统疾病验方录[J].中国民族医药杂志，2008(03).

5.胡旭佳，李代华，范亚刚，等.傈僳族药"打俄勒治"的原植物调查及生药鉴定[J].时珍国医国药，2001(9).

6.杨永红.傈僳族与碧乃金[J].中国民族民间医药杂志，2002.

7.董仲璧.傈僳族医学火灸.

8.艾怀森.傈僳族采集调查研究.

9.史寿林.从朱瑞林祖传秘方的传承保护谈傈僳族民间医药文化的传承保护与开发.